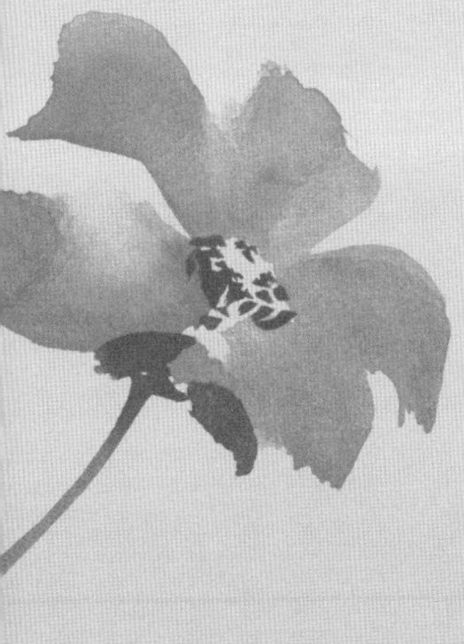

病從排寒解 2

排寒

實踐與突破

20年臨床實證，突破排寒盲點，
防治疫毒流感的中醫養命方略！

排寒先驅 李璧如醫師——著

suncolor 三采文化

排寒實證者　推薦

常有人比喻身體像是一輛車，我們都在學習如何運用它，若不懂保養就提早報銷。接觸中醫將近廿年，蒙受多位醫師照顧，但從前就像只知把車交給專業，未曾改變自己的駕駛習慣，將毛病託給醫師就完事了；然而實踐李醫師的排寒理論十年來，開始懂得真正對身體負責，改變許多舊習，身體也能啟動自癒力，心情也更平靜，有所依歸。

十年來慘烈排寒幾回，經歷像是毀容的大過敏、一天得換五次衣服的爆汗、心慌心悸、牙齦膿包爆裂、眼睛被分泌物糊到得沾水清除才能睜眼，每回都令旁人心驚膽跳慘不忍睹，然而這一切不舒服就像夢幻泡影，靜待流程就能蛻變升級，也更懂得傾聽身體。其餘時候若受新寒，睡覺或發汗就能解決，我用這樣的方式照顧孩子，對身體負責、平靜面對，也不易恐慌或焦慮，在這個時代，我認為這是最寶貴的資產。排寒系列從臨床累積，醫師以文字一步步揭開各種面向，讓排寒新手們能心定走過，非常推薦願意為自我負責的朋友細細品味。

陳靖滕／恒典摩托訓練學院駕訓班專案經理

三年前因緣際會下，接觸到李醫師的排寒文章，拜讀幾篇網路文章後，便開始遵守十二字箴言；在執行排寒期間，歷經牙齦、眼睛、腰部、腳拇指發膿等排寒反應，身體如冰棒似的消融現象，原來的心悸、不易發汗、鼻過敏、皮膚過敏等症狀消失了，現在喝常溫水或冰過的食物（忌冰過食物，加熱未完全，寒氣仍在），馬上就肚疼跑廁所，電扇直吹，事後身體會一直發汗。

炎炎夏日，頭戴雙層帽、身著羽絨衣、三件褲子、五雙襪，即使在戶外，只會流汗卻無煩躁感，這些只有親身經歷才能體會，很慶幸能透過李醫師取回身體的自主權，家人或他人的異樣眼光已不重要，排寒無他，遵守十二字箴言，勇往直前！

康晉嘉／農夫

初次看到李醫師的衛教文已是五年前的事了，當年的我仍停留在普羅大眾對健康的迷思中，絲毫沒有中醫照看身心的概念，文章有看沒懂。直到女兒出生後不久，我突然無法嗅聞到氣味超過一個月，才發現事情大條了，我與丈夫都想起了李醫師的文章，於是開始實踐排寒。

照著十二箴言保暖的第一週，身體馬上出現各種狀況，看了網路文章還是有所不懂，找了李醫師面對面請教，李醫師溫和也嚴厲，耐心溫柔傾聽，仔細提醒注意事項，讓我終於能靜心看懂身體的語言，臣服老祖宗的智慧，甘願改變自己，調身且修心。

李醫師的文章開啟了我對病業認識與探索的契機，如今醫師將文章系統整理成書，感謝我們有緣分與福分得見，只要放下心中原有的傲慢，用身體實際體會，就能理解在病業裡，老天爺所給我們的功課。

陳玫君／家管

能走上排寒這條路，真要感謝一個不可思議的緣分。三年前，粑文李醫師網路上的衛教文章後，在好奇心的驅使下，僅只是開始加強保暖、戒食生冷寒涼，身體便陸續出現不適症狀；待流程走完，不但改善了困擾多年的毛病、人變得健康，也益發精神了起來。

原以為很少看病的自己，是個健康的人，沒想到，錯誤的飲食與生活習慣，壓抑了身體自動排寒的機制，造成了健康的假象。

因為排寒，得有機會檢視自己過往的生活習性，也因為排寒，身體才有恢復健康的契機，排寒之路，大道至簡，卻不是人人都能堅持走來；這也是一條修行之路，清淨五感、鍛鍊著身與心的強大、提升內在心靈；唯有親自踏上這條旅程，才能明白箇中滋味。

很開心，醫師的排寒衛教能夠系統性的出版，嘉惠眾生。感恩相遇，感謝分享。

Peggy Hung／山野愛好者

【作者序】

沒有比實證更權威，臨床就是硬道理

李璧如

繼《病從排寒解》介紹基本排寒核心概念後，這本實踐版，繼承主軸，深入介紹排寒過程中，各種症狀與反應以及特殊族群排寒時的注意事項。特別是把保暖的概念拉進來，提到相關的誤區以及應予留意的細節；並強調特定族群的保暖要點。

人命貴重，醫學其實非常需要戒懼謹慎的態度，如臨深淵如履薄冰，反覆求證，在臨床中找到可能致命失誤點，提示大眾知曉。我花這麼多時間跟病患相處，甚至半夜還在 on call，這是用生命換來的紀錄——沒有比實證更權威，臨床就是硬道理！

臨床廿餘年，埋頭寫了十多年的排寒實證分享，除了病患，臉友力踐後也有了領會，於是交相激盪，逐漸輻射出一股能量。

既已聚氣，必然有人想來魚目混珠、想來收割。排寒族裡，也有許多人只是想

「抓取」，他根本看不到、看不懂我書寫的靈魂深度與高度，所以會想要權威、想要替代品，這也算是人性之常。現在市場打著排寒名號的，越來越多唷。說來這也不是壞事，大家都注意到這議題，我也算功不唐捐。

不過，若是擅自襲用他人的臨床實證成果，納入自己「博採各家而後所舖陳」的體系，這樣的「排寒」，恐有誤導之嫌，望識者明誌之。

所有原創的東西，都鐫刻著靈魂的密碼，具備無可替代的質地與樣貌，我給的是這樣的東西，這豈是市場尋常人等，給得出來的？

這幾年我個人經歷生命的谷底，還是努力不懈、未曾脫離崗位，持續臨證、持續發文、持續滋養著這個理論，如果這是一條值得灌育的正道，就讓我們秉持這樣的初心，持續惕勵彼此吧。

惟有明確的思維路線，才能確立清晰的行動綱領。我說過無數次：正確的思維才能導向正確的方向。我唯一能做的，就是抓緊正確的方向，以免大家跟著迷途。

這套從臨床中實證的排寒理論，大家可從網路資料中，清楚看到它成長的軌跡。一切從遵守十二字箴言（重點是戒水果，尤其是重症及陳寒錮結者）及戒西藥、保暖開始，只要從這裡著手，你就會看到身體、甚至心性層面的改變。

許多人就從這裡，從意識革命下箸，進行一連串的改變，千里之行始於足下，一旦你開始了，那轉變就是成長的推手。

至於初來乍到的，請先站在遠處，耐住性子，每日實踐、每日耙文，一段時間必有所得。千萬別毛躁，急著要做什麼、問什麼。安靜下來，覺知更清楚，自會明瞭該怎麼做。病乃積年之疾，自然也需時日讓它消融，前人屐痕歷歷，潛心執行，日久自見其功。

這套身心靈共振的排寒理論，信者行者受用。若照章執行，注意細節，自能參透其間奧義。肉身難得，從肉體層面的顧護，進而提升心靈層面淨化的資糧，就這麼具體，沒有絲毫浮誇，大道至簡，如此而已。

善緣慧根促成一切，道阻且迢，願能恆持，更上層樓。進退常事，切勿氣餒。

排寒系列整編與書寫的安排與次第，早已井井有條地鋪排著。《情緒排寒》則是完整切割出去的一塊，因為排寒過程中不知何時會出現情緒反應，有些早期呈現，令人失措，所以繼講述基礎概念與生命各階段溫養大法的《病從排寒解》出版，自有其深意。之後，最重要的核心理念與病理解析，還待問世。

本書許多重要章節，都曾在每月第二個星期五下午的飛碟聯播網北宜產業電台《蘭陽有約》「心熱身暖百憂解：李璧如醫師時間」中，先行播出。包括：大疫、新冠肺炎與流感，以及保暖的誤區和應予留意的細節；並特別提到，特殊族群的排寒保暖要點。

非常感謝該節目製作、主持人彭滸儀小姐的信任與付託，給予自由發揮的空間。同時也感謝台中臉友蔡依珊小姐，及時將聲音檔轉成文字檔，得以讓我儘快發表大疫相關文章，並作為本書部份章節的基礎文本資料。

完稿期間，本人有恙，幸賴文編胡慧文小姐仔細周延的安排，至為感謝。

感謝三采團隊專業護持，以及汝雯費心周折。

當然更感謝眾多排寒族的耐心守候，我想世間所有美好的事物，應該都值得等待吧！

目錄 CONTENT

第2章 常見排寒反應與注意事項

第3章 常見的排寒症狀

第5章 那些人排寒要特別小心？

附錄：流感與疫毒防治特輯

【楔子】

從糟蹋史說起

糟蹋史總結個人過去的生活史與誤治史，我們可以從中看出一個人何以致病的脈絡與緣由，以下解析四個案例。

【案例1】

大二那年，最親愛的爺爺過往，母親交到某宗教中毒的朋友，帶入靈修院，成為宗教狂熱者。彼時我很沮喪，體氣不足，這個宗教團體趁虛而入，開啟了我的病苦人生。

何為錯誤的靈修？水關、水果牛奶關、素食關？咦！這些不是現在社會的普世價值嗎？素食很好啊！水關體內環保啊！水果牛奶補充維他命等等。真的是這樣嗎？亂搞會出事，差別只是問題多久浮現，全看體氣強弱。

先談水關。體內環保重啟身體機能，然而一旦閉關過程接觸的都是冷水，會怎樣呢？寒涼入體啊！三天的水關結束後，接著吃水果牛奶一星期。水果性多寒涼，牛奶發濕助痰，且多是冰鎮，那時我遇到很多師兄姐都說，出關後好像不太會餓。寒濕入體，直接迫害後天之本，脾胃都壞掉了。

十天後身體重啟自我修復機制，卻又素食（大多比較寒涼），這樣身體根本沒有能量修復。一開始身體會熱，信眾歸功修行，真的嗎？雖然打坐補到腎氣，但遠遠無法回補早先破壞的陽氣。

我閉關時，家裡的馬桶加壓不足，沖不乾淨。我爸曾說，我的食物都沒有消化完全，多年後才知那是中醫的「下利清穀」，脾陽已傷。

幾乎每個修行團體都說，修行後打嗝是靈動。其實當胃部受寒，一有機會就不自覺打嗝排寒。我也有過，排寒期間真的打很多嗝，現在已不再動不動打嗝。

我見了李醫師的《情緒排寒》如當頭棒喝，不知該憤怒還是該罵自己愚笨，或是該說我在我媽的保護傘下沒有勇氣逃開？

大四要考研究所，報名補習班，很認真看書，為了加強學習，就喝茶喝咖啡提神。我爸愛好茶葉，其實他失眠很久了，記得我從小就看他晚上睡不著。但他還是一直認定茶葉好。我照做後，也開始沒辦法睡覺，三個月後的晚上覺得想大便又拉不出來，然後尿意感就出現，這症狀一直持續到現在！

病了十幾年，求治無門，致病原因在於不如法的宗教修行，喝茶只是引爆點。如今，我臍下關元穴附近緊縮，揪著痛，卻排不出汗來……

此案例明顯看出初則寒濕傷陽，浸淫侵體，繼則熬夜傷陰，無法入眠，加上多年求治無門，情緒抑鬱，看似陰陽俱損，實則陽根先敗。

【案例2】

大學時代，南部泡沫紅茶店林立，炎熱的夏天來一杯無糖冰烏龍綠茶，喝完總覺透心涼，一天兩三杯再正常不過。慢慢習慣不分四季總是飲料不離身，演變到最後，喝飲料不過癮，開始迷戀上咬冰塊的快感，卡滋卡滋的聲音，非常爽快。寒流來襲，躲在暖氣旁還是要咬冰塊，但每當咬完後總是有股莫名的空虛感伴隨而來。日復一日，就這樣度過十幾個年頭。

畢業後，開始茹素，除了咬冰塊的習慣，天天一杯五蔬果精力湯。長期嗜冰冷寒涼外，身體只要感覺熱，冷氣電扇沒停過。直到幾年前，突然心臟狂跳，呼吸急促。急診醫生也檢查不出所以然。但心臟狀況時而發作；決定來個徹底體檢，各科全部來一回，總結是甲狀腺結節、輕微二尖瓣脫垂和乳房纖維囊腫等問題，暫時先定期追蹤即可。

除了心臟不適，突然的莫名驚恐也隨之而來，腦中不時浮現很多可怕妄念，害怕高樓大廈，害怕看到剪刀、菜刀等尖銳器物。

此案例除過食冰冷寒涼，又加上冷氣風扇不斷，心臟也是肌肉組織，遇到寒氣（包括各種情緒壓力）綑綁，一樣會收縮，久之影響血循。血液無法灌注之處，日久必然形成器質性變化。所以，心臟寒氣仍須由外而裡一層層鬆綁，這才是正治。

【案例3】

從小過敏、中耳炎、感冒樣樣來，自有記憶以來就是耳鼻喉科常客，西醫自費藥物半年就花五萬元。非常怕熱，不到一歲便會自己扯掉襪子，出門最愛穿拖鞋、打赤腳，夏天冷氣吹到天亮是常態。

生性追求完美、易緊張，給自己過多壓力，國高中段考之後會偷吃半顆肌肉鬆弛劑，讓自己好好睡一覺。

廿一歲健檢時，發現腎臟尿蛋白指數異常，始終查不出原因，每週跑大醫院看權威醫師A，不斷修改類固醇劑量，指數時好時壞。大學畢業時，醫生說是焦慮感作祟，情緒造成腎臟功能差，開給低劑量解憂藥物，吃了心情平靜，後來自主慢慢停藥。其間也因人介紹，遠道去其他縣市看中醫，醫生說這是「炎症」，是菩薩慈悲才能活到現在，吃了好一陣子醫師宣稱的「犀牛角」。

個案幼時的那些過敏、中耳炎、感冒，都是寒氣為患，若當時即知排寒保暖，就不會有後來的連串誤治史。腎臟尿蛋白指數異常，保證必有風寒前因，不兼用風藥，豈能得效？竟然還吃犀牛角！

有人牙齦腫疱數月，一直吃清熱解毒藥，包括藥房開給的黃連，見症狀解症狀，只看到表面的「炎」，根本沒抓準病因，越治越糟。

【案例4】

廿多年前，我全身皮膚開始起塊狀紅疹，奇癢無比。看皮膚科，擦藥、打針、吃藥，當下真的有效，但一停藥就復發，且更嚴重。如此反覆一段時間後，什麼藥都無效了，身體也產生藥毒病變。我惶恐，知道此路不通，對西醫失望，轉而求救中醫。

此時臉部紅腫脹痛發癢，頸部密布膿瘡和結痂，無法轉動。身體四肢密密麻麻的癢疹。耳後裂縫流湯見骨，胸部也潰爛流湯（非乳癌）。中醫師開以清涼退火解毒處方，並且和西醫一樣，再三交代要冰敷、睡冰枕、洗冷水澡。初期有效，可身體越來越虛弱，甚至無法起床。基於求生的意志力，開始遍尋各種資訊，嘗試自然療法，如斷食、飯水分離等，也吃超貴的健康食品。在各大醫院做過萬元以上的過敏源檢測、免疫風溼檢驗、癌症檢測、切片……但檢驗數據皆正常。被病苦折磨卻又查無原因。醫師總是開給類固醇、抗生素、抗組織胺、鎮定劑等藥。

當時的我婚姻不和諧，必須獨自背負經濟壓力和孩子的教養責任。情志痛苦和體力過勞，又誤信要多吃水果、生菜沙拉、精力湯、酵素等生冷寒涼食物，加上治病期間服用清涼退火中藥、健康食品、極寒的西藥，反而讓病情雪上加霜。

本案例是典型一錯再錯的糟蹋史與誤治史，充分印證了「錯誤的治療必然導致錯誤的結果」。

皮膚是身體的第一道防線，也是身體最大面積的排毒器官，各種身心異變經常直接反映在皮膚。只是主流醫學（包括不少中醫），面對這些疾症時，仍不思從根治理，只想表面太平（這也是一般人企求的）。是啊，不就治病嗎？為何治了半天還沒好，還越治越嚴重？這也是我常面對的質疑（甚至一些中醫同道也一起撻伐）。

重點在立基點，從根治還是僅治表？排陳痾還是治新病？這些前提釐清了，往下推理自然就不難明白。病人得先自問：想徹底痊癒，還是沒有不適症狀就好？想清楚了，就徹底執行。太多案例，不一定得吃藥，寒氣排完皮膚病就好了。只是這需要一個流程，病根有多深，排寒反應❶就有多嚴重。若無法體會這點，難免半途而廢。

【總結】

早在具體的病成形之前，必有個寒氣堆積的過程，所謂寒氣乃概括風寒濕，包括外來之寒，如自然界的風霜雨雪、負能量場域以及人工的冷氣；內生之寒，如吃進去的冰冷寒涼、不當用藥，以及成長過程中遭受的種種磨難、創傷。正如我們不經意間吃進去的各式寒涼，雖因體氣尚旺，只是堆疊著，並無特殊反應；乃因警報系統尚未全面開啟，所以感知鈍化。這些林林總總，烙印生命歷程中，在某個歲月轉折的當口，終於引爆。

保暖增溫有助機體提升體氣，甚至直接啟動排寒。欲增強排寒效果，就要加強保暖。因此排寒與保暖是並行雙轡。

❶《書經》有云：「藥不瞑眩，厥疾弗瘳。」服藥若出現劇烈反應，表示藥有效。後引申為治病的進程中，出現意料之外的反應，稱「瞑眩反應」，也稱「排病反應」。排寒過程同樣會出現各種症狀，本書一律稱之為「排寒反應」。

第
1
章

排寒方略與步驟

落實執行排寒保暖，

就是希望杜絕大病根源，

身體足夠敏感，一有狀況就能排出，

不會羈留寒氣，伏藏病根。

1

陳寒在裡，新寒一不經意就疊加

整個生命過程當中，可能會碰到各種事件，產生相對應的情緒，當下會有種種反應，加上外來的風寒影響，都會在我們的身心留下印記。有些比較粗淺的反應，當下會排掉，例如吃到不新鮮的東西，拉完肚子就好。若是體力比較差的時候，你未意識、感覺到的各種情緒、壓力，甚至是汙穢之氣，身體無力排出，就滯留在身上，淪為陳寒。等到有一天你開始保暖，身體溫通，有足夠體氣排出，什麼症狀都出現了。

寒氣一點一點積累，慢慢侵蝕健康，生活裡的諸多瑣細，不經意間常會貽留禍害，就算壯碩者也可能從某個無意中造就的斷裂點，開始往後衰敗的歷程。「排寒」不單單只是排身體寒氣，心的寒也要排。排陳寒只是恢復本來面目的初階手段，去除這層陰霾，身體大致能恢復一定程度的靈動，對於每天新加進來的寒氣，例如不謹細節，光腳踩地板、出入冷氣房未適度添加衣物，貪吃寒涼、飲食未加熱就入腹，加班壓力大、心情低落等，身體就能當下反應，並且清理，恆處清淨，怎會出大狀況？

經過排寒清理的人，雖然警報器時常作響，實際上卻是最沒問題的一群！像我們帽子、脖圍、內搭褲、襪子（好幾層）都要穿上，為什麼這樣做？就是溫通。一溫通，氣血足，當血液流通到保暖所在的位置，就可打通淤塞，這才是全面性的治未病。陳寒尚且解不了，豈能讓新寒一再上身？但是一般人絕難理解，「保暖本身就是一味藥」的真義。

尚未執行排寒之前，我夏天都穿小可愛搭薄外套，導致後來排寒時，脖子、胸口都出疹子，長達一年多才消。很多騎機車的朋友雖戴安全帽，風仍會從側面灌進來。排寒之後，他們的陳寒就直接從兩頰／耳前開始，排出各種皮膚症狀。所以機車族要戴脖圍甚至穿大外套才行。這些病因都是平日疏忽生活細節，無意中讓寒氣巴上來所致。

曬太陽、針灸、拍打，甚至瑜伽氣功、靜坐、站樁都可以排寒。好好做對身體有益的事，提拉體氣，啟動身體的能量系統，就會開始執行垃圾清除任務，這就是排寒。一般人多是見症解症、處理當下問題，我們的排寒迥然不同。保暖溫通體氣足，讓身體自行運轉，在疾症初起，即予表散，疏通邪氣，便不致遺留後患，進而有能力逐層排陳寒。

寒氣若能即時排出，根本不會生大病

落實執行排寒保暖，就是希望杜絕大病根源，身體足夠敏感，一有狀況就能排出，不會羈留寒氣，伏藏病根。

一般發病是一層層往裡走，而我們是在第一層就有症狀，當即發出來。那些得急重症的人，例如急性心肌炎，其實是體寒且體氣弱，感冒寒邪可能早已潛伏一段時間，可在他們身上症狀不明顯，直至累積到超出臨界點，寒氣長驅直入，症狀浮出，啟動一連串骨牌效應，讓人措手不及。

以下是臉友的反饋，說明寒氣無孔不入，及排寒保暖如何杜絕寒氣羈留為患。

【案例1】

全家到日本自助旅行，民宿不讓灰塵進屋內，規定不可開窗，只能開空調。連日的勞累加上在冷氣房睡覺，回國前兩天，便出現打噴嚏、流鼻水、喉嚨乾疼的感冒症狀。回國後開始大量流汗，上述感冒症狀加重，大約三天後，症狀漸緩，期間正常作息，工作如常，下班還要照顧小孩，但並未出現以往感冒的頭腦昏沈、嗜睡、影響作息狀況。這就是平日加強保暖、力行李璧如醫師排寒保暖「十二字箴言」的美好禮物。

【案例2】

從小住在風頭水尾的海邊，冬天的東北季風可媲美新竹九降風。打從國小到國中，冬天上學都是騎單車逆風而行，常年鼻過敏、「包水餃」是家常便飯，看過中、西醫都說無法根治。後來在大都市成家，這次特意回鄉下省親一星期。家鄉依舊風大，日夜溫差劇烈，好在是自小長大的地方，已習以為常；不同的是，我現在一年四季都保暖裝扮，在夏季火毒的太陽下，即使穿羽絨衣，也只是流流汗罷了。

但我仍輕忽了海邊的東北季風，屋外刮大風，屋內吹小風，加上年邁的母親怕熱，開著電扇對人直吹。我雖從頭包到腳，只差沒戴刺客頭套，一星期後回到市區，仍馬上明顯感受到燥熱，晚上睡覺開始排汗，可「怕熱多汗」都是受寒的表現，讓我驚覺寒氣的無孔不入。

得溫而藥力倍增，有助帶出陳傷

多數人絕難想像，很多疾症初期皆因寒濕所致，不去除這個核心病根，妄想治好，豈非緣木求魚？比如僵直性脊椎炎，就是寒濕卡鎖督脈，陽氣升發不得，甚至連躺著睡覺都成問題，最後斲傷腎陽。

過年期間突然站不起來，之後演變成行走坐臥都困難，近似嚴重閃腰，又很像長骨刺，雙手無力拿舉物品，任何角度都會引起腰部極度疼痛。過去三年，年年冬天腰痛，所以備迷你電暖器，腰痛時吹暖緩解，沒想到這次加熱之後越發嚴重。見氣溫降低，煮碗薑湯來喝，竟也讓腰痛加劇。好友會針灸，為我針灸稍緩解，未幾又開始疼痛。真不明白為何喝熱薑湯與吹熱風增溫，反使腰痛加重？

個案素食多年，水果未斷，兼之案牘勞形，體氣絕對不足。這回服用中藥兼戒水果，藥力帶動體氣逼出陳寒，但在通關過節時，不通而作痛。一般得溫則痛減，此案例卻得溫而藥力倍增，更助推動，於是腰痛更甚。這種排寒帶出的陳傷，銳不可擋，很難用什麼方法立即止痛，只能靜待其走過。果真過幾日詢問，痛勢已大減。

清明假期開車去南投，在休息站買了養樂多給小孩。原本都是兑熱水讓孩子喝，但那天我中暑，在按摩小站按摩，十分鐘後回來，小孩已經把冰涼的養樂多喝光。才不到十分鐘，一個頭痛，一個肚子痛。中午來到集集車站，氣溫至少卅度以上，點了一杯去冰豆花，吃了半碗不到，我開始感覺鎖喉，鼻涕流出，好一陣子才緩下來。寒氣真的很恐怖！

個案歷經排寒，發過好幾次燒，所以身體感知敏銳，可以迅速排除新寒氣，就算陳寒未排盡，新寒也不會再累積堆疊。

之前濕疹嚴重的病人又來診間，這回是為了痛經、直不起腰、難受得緊。

我問，妳做了什麼？

她說，最近公司聚餐，吃了一些退冰的酸梅汁，還有冷盤之類。

我接著問，還有別的吧？

她說，有去海邊走走，吹到海風。

嗯，經量變少、色暗難出，這些都是子宮受寒的表癥，這得溫經散寒。溫之散之，「溫」是一定要的，但「散」尤其緊要，否則寒氣結聚，遲早必出問題。我先開出散寒暖宮藥，接著照頻譜儀，小憩一覺之後，不適感隨即消失，「根本感覺不到還在經期」，她說。原本左手拇指彎曲時，筋拉緊痛甚，這兩天吃了藥之後，跑去運動加桑拿蒸汗，連痛兩個禮拜的大拇指，昨天突然好了大半！很明顯可以感覺到，緊繃的手指逐漸在鬆開，今天就可以靈活地動了。

我問，何時開始痛的呢？

她說，去海邊之前，某天早上起來活動，就感覺大拇指有一點點痠痛。

我說，可見那時就已感染風寒了（拇指為肺經所過，加上繪圖工作勞損所致，寒氣易從最脆弱處發出），而且妳又晚睡。

她說，是的，我發現越晚睡，隔天疼痛就加重一點。但是真正爆發，痛到完全不能動，是在公司聚會喝冰吃冷之後。

所以呢，拇指痛跟痛經是一掛的，都是風寒起的因（表寒、外寒），喝冰吃冷（裡寒）與晚睡疲勞，則是加重病癥的後續因素。中醫從根本治理，只須抓主證，就可解決看似風馬牛不相及的問題。

2 排寒沒有ＳＯＰ

有人向我要排寒ＳＯＰ，每個人、每個身體、每個靈魂，無始劫以來遭際不同，如何一體對待？有人吃一碗就撐著，有人吃五碗還不夠，完全無法ＳＯＰ。請先站在遠處，耐住性子，每日實踐，每日耙文，一段時間必有所得。千萬別毛躁，急著要做什麼、問什麼。安靜下來，覺知更清楚，自會明瞭該怎麼做。療癒永遠必須從自己開始，醫生只是陪你一程的輔助者，如果沒有這個基本認知，恐怕醫治這條路，會更加崎嶇難行。

從根治理，不是容易的事，需要極大的耐心與信任，才能度過難關，堅持到清明的一刻到來！排寒過程，身體變症百出，大家因為不懂而感到害怕，這是人之常情，怕了就會去看醫生。醫生說這是因為過敏等等原因，所以暫停排寒，專心去治這個病，吃藥擦藥，而枉費了先前的排寒努力。

一旦清楚明白這套理論架構，知道怎麼做，就會更安心踏實地走下去。寒氣能夠排出來都是好事，就怕沒有意識到排寒的重要，或是體氣低落不足以排寒。

這條排寒路並非見症解症，而是給予能量，讓身體慢慢轉化，讓深層寒氣漸次浮出。道阻且長，須花時間，須有耐性，配合情緒排寒，一層層鬆解，正是一場洗滌身心的修行。

某些不適症狀，需要等待，時間到了自會消停。許多疑難病症非排寒無解，傳統醫學的某些辨證不值一提。總之需要時間，你會看到自身的改變。每人過去病史糟蹋史誤治史千差萬別，所以你只能穩住，老實排寒保暖，一條路走到底就成了。

3 排寒是由表而裡層層轉化

排寒未必是傳統定義的治療，可素未謀面的臉友們只是照這樣的方法處理、落實於生活中，就可以看到身體的層層轉化，這轉化是一個回溯的過程。從現在此刻的狀態，一直往前回推到過去的問題，慢慢讓它發出來，然後漸次消融。

排寒，一種溯源的過程

有位身上長了數顆腫瘤的病人來找我，我問她是不是內心一直感到憤怒，這就是從根結看到問題。

排寒是從根抓住主軸，然後給予能量，一層層讓它浮出，排到某種程度，甚至可以回溯到母胎時，乃至入胎前，感應到母親當時的情緒。

我們和一般中醫比較不同的地方，就在於操作方式。像是溫水煮青蛙，慢慢煮到它「熟」。身體在整飭清理的過程中，五感逐漸敏銳，甚至連第六感也會被開發出來。這根本不足為奇，因為人淨化到某種程度，他天生原本俱足的能力，自然會隨之顯化。

深層的陳傷會一層層浮出，然後消失，新傷就不會被吃進來而卡緊；它會立即反應，就像陳寒較少的人，遇到溫差，就打噴嚏、鼻塞、流清涕，這是人體自然排寒的機制，排完了，也就了無負擔。

有病人問，自己之前皮膚白，也沒有曬太陽或下田工作之類的，怎會排寒排到皮膚變黑？**排寒排到皮膚白了又黑，黑了又白，這很常見。這是底層寒氣層層浮出，勤於泡腳的話也可能見到此一現象。**

病人從十多歲起，白帶偏多，過去四年小腹冰涼，白帶更從沒停過，近二年每日腹痛腰痠。保暖增溫後，今年六月初，小腹及會陰突然有幾天冰凍得緊，然後退冰，轉為發熱。再過幾天，白帶消失，腰痠即去。

大約廿多天後，小腹再次疼痛，但程度輕微，小腹及會陰發暖，而白帶又再次出現，量僅之前三分之一。這是在翻陳寒，底層寒氣復現，但一次比一次輕。

深層排寒，啟動融冰

真正健康的人，應該從外到內都是「鬆」的，身體運轉順暢，一有負荷，立即排空，沒有多餘的垃圾，致病因素因此降到最低值。反觀主流醫學的治療，鮮少從根本上考量，痛了就吃止痛藥、血壓血脂血糖高了就降、見腫瘤就割，甚至連外傷都要冰敷，這一切完全指向壓抑身體的感知（強度最大的就是痛覺），務求其鈍化，毫無轉圜空間，僅達成假象的表面平衡，淪為一具受控制的肉體。肉體受控制，心靈豈能自由呢？

三年前接觸李醫師的排寒文章，開始戒水果，遵守十二字箴言。

最初不易排汗，執行保暖後，只有雙手下臂能大量排汗，身體僅微汗。這樣大約維持一年左右，才可全身大量出汗，且汗味極臭，出浴後，下一人無法待在浴室接著洗澡。

近日又開始大量排汗，大部分集中在頭、頸、上胸前及後背（胸前、肩部都是冰的），手指發汗皰疹，這些現象過去通常只在體力下降、抵抗力弱時才會出現。

雖在服藥後心悸症狀有改善，左肩胛肌肉仍緊，近日排寒尤甚。加強保暖後，中脘穴出現紅疹，使用吹風機吹該部位，整片通紅，雖熱癢卻又舒服。晚上睡覺蓋著棉被會微微出汗，但清晨三、四點就開始爆汗，醒來無法入睡，要擦乾全身，換乾淨衣服，喝半碗補肝血水藥，六點再度入睡、作夢，直到七點半鬧鐘響，感覺疲累起不了床。

現在才真正體會李醫師排寒文中所描述，身體像冰塊融化的感受。從小到大喜灌冰水，參加馬拉松時喝更兇，因此中暑、胸悶是家常便飯，很幸運的是，我已拿回身體主導權。

回顧廿頁〈楔子〉的案例一，病人過食寒涼導致脾腎陽虛（下利清穀❶），關門不利，關元穴收縮疼痛。脾腎陽虛，病已至少陰❷，病程纏綿十餘年無解，為何？雖是極陰寒之症，不能純用溫熱，必兼解表，方能層層轉出，否則如這位病人自己所言，使用烤箱只能流少許汗，卻全身發熱。經筆者處治，身體開啟排寒反應，突然從風池穴不斷滲出寒意，全身陣陣發冷，開始出汗。這是他首次體驗到寒氣滲出最多的一次。端午節前，腳如冰棍，穿數層長褲依然冷，氣溫近卅七度完全不覺熱，流汗感到舒服，但汗水冰冷。

所以寒症治以溫，還是有層次與策略，並非一味溫熱或解表發汗。

❶中醫的病症名，乃腎陽虛衰，無法溫養脾土，以致無法腐熟水穀，吃什麼拉什麼。

❷少陰病是中醫學的病證名，為傷寒六經病之一。乃腎陽虛，造成寒水不能制或血虧擾心。

4 提拉體氣，啟動排寒

中醫用汗吐下三法導邪氣外出，但前提是體氣要足。體氣不足，無法運轉，邪氣可能原地滯留或在體內亂竄，於是變症百出。然後，大家又都盯著那個變症，這是最可悲可惜之處，一個原本還有救的人，就這樣慢慢治壞了……可太多人因為恐懼，反而誤治濫治，這非常糟糕。不治都比誤治濫治好。先管好自己的恐懼，那有這麼多事！

通常體氣足的，身體有能力運轉，我們只須看狀況助其一臂之力，導引邪氣，因其勢而就近出之。引動排寒的「破口」，背後是強大的體氣為推動力，當一個人體氣足，遭遇到新近染上的寒氣或情緒的爆點時，身體會鼓動強大的能量試圖加以排除，甚至連同陳年寒氣（情緒）、多年舊傷或痼疾，也被排除新寒或情緒的能量所引動，而一併被提拉到表層，可能引發驚天動地的排寒反應。而這個引動排寒排病的「破口」，如缺乏足夠強大的體氣做為推力，就只是繼續疊加新寒氣與情緒毒而已。

以下就是一個因為情緒爆點，引動排寒吐血的鮮活案例。

看了李醫師的發文，開始自行排寒。三年間完全不吹冷氣，大約兩年不吹電扇，戒掉水果十個月左右，在未傷風感冒的情況下，只是覺得胸口似乎有異樣，到洗手槽咳了一聲，竟咳出大量的血。家人一陣慌亂，送我去西醫院。醫生照了四、五張X光片，最後說「妳跟正常人一樣」。我也自覺活蹦亂跳，但仍然信心不足，服用了醫生開的兩星期抗生素。服藥後，懊悔自己排寒功力退步，變得怕熱，去年夏天已經可以穿長袖而不覺熱，今年就只能穿短袖。

這位臉友的吐血，與排寒的胃出血、血尿、流鼻血一樣，都是在釋放寒氣，只是她的身體選擇了比較爆烈的方式。之所以如此，除了肺部原本可能有些積寒，更是因為她前一天和先生發生小口角，她動了氣，但硬是把情緒壓下來！

事出必有因，本人雖說是小口角，可是會「氣到吐血」，表示前面已累積很多情緒。情緒壓不得，你壓了，它就反彈，如果不壓它，直接溝通清楚，或許就不會有事。病與情緒一樣，都要紓解透邪，不能壓制，許多所謂「痊癒」只是壓制，往內壓，恢復之前舊模式的平衡，你以為好了，其實完全不是那回事！但一般人誰懂呢？不過也好，順便就排陳寒。雖然服用抗生素，讓排寒功虧一簣，但這也是機緣，怨不得。我們就接受，砍掉重練！

5

如何開始排寒？

法門無數，殊途同歸，適合不同根器者。排寒理論有條理井然的層次，這套自臨床中實證的排寒理論，一切從遵守十二字箴言（重點是戒水果）進入排寒堂奧，漸進式執行。只要不畏排寒反應的強大力道，假以時日，就會看到身心的進步。

遵守十二字箴言

十二字箴言：戒絕「冰冷寒涼、燒烤炸辣、濫補濫清」（詳見《病從排寒解》第廿九頁），不吃任何低於體溫的食物，包括常溫水果或涼性食材；燒烤炸辣助熱動火，尚在調理階段者，少碰為妙；而中藥調補必須有軌有則，未經辨證，隨意濫補濫清，更是增加身體負擔。

我給的是一套養生保健的方法，只要遠離冰冷、遵十二字箴言，身體就已經在運轉排寒，少受很多荼毒。這一套保健方法，你要說是一套什麼中醫理論，在學術殿堂是排不上。但，實踐就是硬道理，沒有實踐就沒有體會，完全不能理解。有醫生批評：「水果這麼好，為何不能吃？」這醫生練氣功，其他人又沒有；即使練氣功，也只是有能力把當下的寒氣排掉，可能永遠排不到萬古陳寒。我們要挖陳年寒氣，能不守這些戒律嗎？我們已經透支太多，也累積太多寒氣，不能再胡作非為！

這是一位深受寒害之苦的排寒粉絲，分享自己遵行十二字箴言的心得：

我原本天天五蔬果，一早起床就打五色五百CC果汁，導致寒結嚴重影響婦科。廿四歲皮膚開始出現症狀，接著胃疾、耳鳴、急性青光眼，最折磨的是婦科，看遍名醫花好多錢、吃健康食品都沒用，病情越來越嚴重。

開始遵行十二字箴言以後，身體的排寒反應很奇妙，有時指尖會有冰涼的氣一直衝出，有時單邊身體痠麻發涼，另一邊則完全無事；連想熬夜看影片，身體都不聽使喚，時間到就打盹；變得可以跟自己獨處，心很靜，不用開音樂看電視，也不會心慌……太多奇妙的感覺，一時也講不完，覺得很美好。

另一臉友也反饋說，自己長期口瘡，嘴裡破好幾個洞，醫生總是開給口內膏，營養師建議服用維生素B群和鋅補充劑，多年來都未見好轉；看了我的部落格以後，抱著姑且一試的心態不吃水果，口瘡竟從此不藥而癒，且未再發作，聞者無不嘖嘖稱奇。

保暖

排寒的基礎從保暖開始，增溫就能啟動排寒。穿多非怕冷，穿暖只是保溫而已，保暖本身就是一味藥，穿到微熱才有藥效。只要一開始保暖，身體能量上來，自然就啟動排寒，開始清除廢物。日常把保暖防寒做到極致的人，不厭其煩地把自己包裹密實，寧可經常穿暖發熱而微汗，也不招惹新寒氣。

排寒族的觀念是，身體變好，所以耐熱；大眾觀念是身體好，不怕吹冷氣；排寒的原則是多一件，大眾是少一件。要當排寒族就不能怕特立獨行，大人小孩隨身攜帶保暖衣物，包括厚薄不等的連帽外套，甚至厚布帽，這是保護自己的基本動作。

想排寒，請看看別人如何以堅忍的意志力，動心忍性地執行！以下是一則臉友的反饋：

看了李醫師的部落格文章與兩本書，執行排寒生活已兩年多。我今年廿七歲，無論冬夏，出門必備外套、帽子、保溫瓶，只喝溫水。從排寒一開始，睡覺就不吹冷氣電扇，門窗都關起來。進到冷氣房，像是公司、捷運和賣場，會穿上厚外套，褲子偏厚。排寒後，身體狀況改善如下：

- 原本經前胸部脹痛，現在已減輕許多。
- 原本月經第一、二天會痛經，伴隨下腹悶脹感，現在已幾乎無感。
- 以前長年鼻塞，必須用嘴巴呼吸，現在已可以用鼻呼吸。
- 背部膀胱經有顆一公分大的脂肪瘤，排寒一年後消失。
- 近視五百度，排寒兩個月即降至四百度。

- 排寒頭兩個月，小腹、臀部和大腿都瘦一圈，還好胸部沒有跟著縮水。
- 以前睡覺就只吹電扇，現在全年不需要冷氣電扇，睡覺吹到風，反而會覺得難受。

我的飲食習慣跟穿著常引人注目。跟同事或朋友外食，會挑掉很多寒涼食物，不沾湯水飲料，所以上班自己帶便當居多，避免外食踩雷。辦公室冷氣開很強，平常就戴布帽、穿厚外套和厚長褲，腿上再蓋毯子。同事看到會問東問西，我便趁機「傳教」，不過聽得進去的人很少，多數人都自稱是「熱性體質」，很難撼動他們的觀念。

正常狀況下，人都能調節體溫，冬天不怕冷，夏天不怕熱，而非依賴人工空調的外援。一般人絕難理解「保暖本身就是一味藥」的真義，陳寒都解不了，豈能讓新寒一再上身？加強保暖，就可阻絕新寒氣襲身。

病人分享，廿幾年前車禍舊傷，前兩年腰膝疼痛難忍，花了七萬多做小針刀還有PRP療法（Platelet-Rich Plasma）。方法是利用自己的血液分離出血小板，再把血小板所含的生長因子萃取出來，注射至疼痛處，減緩或是終止軟骨細胞壞死磨損，緩解膝關節退化，減輕疼痛。一劑維持一年，結果還是沒好，只得回頭認命保暖，盛夏開始穿刷毛褲。剛開始很辛苦，可穿了兩年，現在完全好了。

有人問她，你不熱嗎？不會流汗嗎？

我忍不住想拷問：排寒第一定理是什麼？說說看！就是要逼出寒氣，若沒有寒氣、寒氣少的話，就算盛夏穿著羽絨衣走在烈陽下，也不會流一堆汗，「建中堂寶寶」即使在艷陽下奔跑，都不會滿頭汗，汗多的都是寒氣忒重、冷氣風扇不斷的孩子。

另一位病人回應，廿幾年前，壓根不懂排寒理論，某次和同事去爬玉山，越爬越熱，一路脫衣服。某位家有武學基礎的男同事，卻一路包得緊緊。問他不熱嗎？他說，不會啊。他就這樣到山頂。當時不懂，覺得他好奇怪，現在學了排寒理論，總算看懂了。

泡腳

泡腳又稱「足浴」，水溫約略高於體溫為宜。若水溫太高，除了可能燙傷，也容易破壞皮膚角質，造成腿腳皮膚乾裂。尤其體虛、血壓低、心臟無力的人，泡腳使下肢受熱引氣血下行，會使腦部供血不足，可能造成頭暈、胸悶，因此不宜貿然浸泡過熱的水。可量力而為，緩緩適應。飽食或飢餓都不宜泡腳，前者妨礙消化，後者可能引發暈眩。

現代人日常身處於各種權力鬥爭的混亂環境、接觸水準參差的人、接收各式各樣的雜亂訊息，每天回家泡腳，藉由泡腳的過程可以讓自己靜心。泡腳發汗散寒，也把當天的汙穢之氣／寒氣排掉，這是和自己相處的私密時間，格外寶貴。尤其是**工作環境整天都在吹冷氣的人，當天的寒氣當天排，回家就是要吃熱食、泡腳，不要再開冷氣。晚上只管流汗，才能夠把一天的寒氣排掉。**

腳是人體第二心臟，如果血氣到達腳底還能夠拉上來的話，表示你的心臟夠強。很多人的腳指甲變黑或灰色，一般會說是黴菌感染，但其實不是，這是血氣不夠，沒有辦法灌注到末梢，它就容易纖維化、長斑，或容易細菌群集。所以我們講氣血要足，能夠整個灌注。泡腳是一個方法，很多人光是泡腳，灰指甲、香港腳就泡好了，根本不用吃藥。因為熱能溫通，讓血氣往下灌注，就有能量修復。當然，有人可能越泡越「糟糕」，所謂「糟糕」，就是他排得更多，像是香港腳變得更爛、皮屑掉越多；但這些都是正常的排寒反應，沒必要緊張。

我在基隆工作，因基隆潮濕，每天都讓我不舒服，下雨時更是有感。早上起床身體是冷的，之前膝蓋受過傷，肌肉一收縮就容易痙攣，李醫師建議我泡腳。每天起床後，我會泡腳廿分鐘再出門，雖然氣候溼冷，我卻感到全身暖和且輕鬆。更神奇的事發生了，在遵守十二字箴言、注重保暖及泡腳後，大概一個多月，我就瘦了六公斤。

飲用杜仲茶

以鹽水小火炒製的杜仲莖皮有碳焦香味，外表呈現深淺不一的咖啡色，橫折會出現纖維組織牽絲斷裂狀。其藥性走帶脈（腰臍），對於下身的血液循環特別有幫助，入腎經，可提升體氣。

體氣不足會產生很多問題，臨床諸多案例顯示，只喝杜仲茶，即可順暢大小便、升或降血壓（雙向調節），甚至有安眠功效。杜仲茶不溫不燥，不會上火，大人小孩喝都很好。

若是喝杜仲茶長口瘡，那絕不是上火，是陽氣上升了，過了就好。雖是茶飲，不像用藥那麼強烈，但也有一定威力，足以產生排寒反應。

我有舊傷，曾右肩半脫臼，喝杜仲茶後右肩嚴重痠痛二、三個鐘頭。曾經有病人家屬，喝淡淡的杜仲茶，一喝就喉嚨緊縮疼痛，這並非杜仲茶的性味有多熱，也不是一般講的那個燥熱，而是因為鼓動腎氣上咽，喉嚨就開始排寒。

喝杜仲茶常見的排寒反應包括：

1.外感症狀。咽緊、咽乾、鼻塞、噴嚏、咳嗽、頭痛、發汗、出疹發癢。

2.痠痛。陳傷瘀結或許會打出原形，無妨，可能幾小時就過去，只能熱敷，千萬勿胡亂處理。

3.下焦症狀，大小便增多，經血量也會增加，腰痠。

不少人服用杜仲茶以後腰痠，因為它利腰臍間血。一名之前採用無痛分娩的媽媽，喝了杜仲茶以後腰痠不止，這其實是引動了氣血，想排出腰間注射麻醉劑的寒氣，但本人竟跑到西醫院打止痛針，著實可惜。

逐漸戒斷冷氣

只要開冷氣，不管溫度調多高，都是不正之氣，就是有寒氣。少吹冷氣，可以啟動排寒，忍耐一段期間不吹冷氣，連電扇都不對人吹，身體自然會回饋給你，屆時內外疏通，涼風習習，連電扇都不必。

排寒有個漸進的程序。當年準備中醫特考，盛夏我在家西窗旁讀書，陽光熾豔，不算強冷的冷氣整天開著。之後，睡覺時，開客廳冷氣，讓涼意迂迴漫進臥房。再之後，則是一回到密閉空間的家，先開一下冷氣，然後就關了，洗個熱水澡，暑熱盡褪，也就好眠。後來，冷氣不開了，改成最小號的風扇，讓它在臥室外轉著。這幾年，夏天就根本無冷氣無風扇，一樣安之若素，臥室還西曬。

漸進式戒斷冷氣有步驟：

1.房間窗戶若是上下層，可稍開氣窗通風；否則不宜開窗，怕夜涼沉睡，不及應變。可開房間門，開客廳窗戶。若非要吹冷氣，可開客廳冷氣，讓涼氣漫進來。

2.若開風扇，對牆擺動吹，不可直吹人，否則所吹之處，日久必致肌筋脈緊縮、疼痛、痲痺。

3.涼席（尤其竹席）、水床，所有涼感之物盡皆有寒氣，敏感者腰瘆背痛，感知差者寒氣由背脊深入臟腑，久而必致他變。

臉友分享：

有位大我十歲的同事，原本對排寒也很有興趣，但因為怕流汗，就在辦公桌下放一支電風扇，角度剛好對著肚子吹。她一直沒法受孕，接受西醫治療，黃體素就吃了半年之久，結果不但無效，生不出小孩就算了，肚子還變很大，沒懷孕卻看起來像懷孕，體重由原本四十幾公斤變成七、八十公斤，內分泌大亂。她爺爺是中醫師，可是她爸爸卻得癌症，因為他們沒有排寒觀念及配套作法，未能落實正確生活習慣。

善用排寒工具與方法，提升體氣

我並不主張一直服藥，吃藥是體弱或排寒速度緩慢時的輔助，重點是觀念要正確，彈性配合適當的方法就很好用。

中醫自救的門路很多，都是排寒族良伴，這些外治法都可以搭配使用。包括泡腳、泡澡、艾灸、天灸（背部曬早晨十一點前的太陽）、三伏貼、拉筋拍打、導引按摩推拿、氣功、瑜伽、站樁，或使用吹風機、暖暖包、紅豆袋、藥草包、烤燈、烤箱、汗蒸房、岩盤浴等，它們或有提升體氣、溫經通絡、行氣活血、消腫散結的作用，或可藉由振盪，讓潛藏表象下的東西冒出來。

以家裡應該都有的吹風機為例，吹風機的溫熱可以通血脈，暢氣機，一時閉塞的結就開了，所以不起眼的吹風機是可以救命的。外感頭痛發熱，可吹頭後頸項及大椎穴。

有病人的貓出狀況，半夜找不到獸醫，只得用吹風機為病貓溫熱全身，貓竟然就不藥而癒。

我在蒙古有位病人，以前有蕁麻疹病史，一直用西醫方式壓制，後來衍生很多病症。開始用我們的方法排寒保暖後，蕁麻疹又回來了，臉腫得跟豬頭一樣。怎麼辦呢？蒙古很冷，她又沒我的藥。她想到我以前處理她先生腰痛時使用動氣療法，於是如法炮製。自己在前方踏步，她先生用吹風機吹向她的腰背，等到開始出汗以後，喝些熱食，這樣排寒幾天，竟然就好了。蕁麻疹正在大發時，為求保險起見，她還是去給西醫做了檢查，所有指數都正常。後來她痊癒了，醫生電詢還覺得奇怪，以為當時是機器有問題。

某病患未料氣溫驟降，久待冷房，衣著單薄，以致嘔吐發暈。我先為其溫灸足三里，稍微安置後，助理趕緊以吹風機伺候。一邊吹，一邊說她好冰啊，整個腳是凍的，吹時還不時有冷氣泛出。吹頭吹背吹腰腿，來回吹幾趟，這才讓她有力氣張眼看人。

所以，如係寒濕虛損引發之不適，吹風機確是急救法寶。

第2章

常見排寒反應與注意事項

初期的排寒像解凍，
表層寒氣釋放後，
底層包覆的陳寒就慢慢釋放出來，
這過程因個人過去生活史、病史、治療史的差異，
而產生各種複雜的變貌。

1 排寒反應特點

新寒可引動陳寒，舊症層層翻出

當身體能量足夠，進入調整階段，新寒可引動陳寒，生病後排寒，順便將一些陳傷舊病拉出來，這就是我們講的「**病復**」。

一位新感病人，因兼服水藥及發陳寒的粉劑，元氣上來，整個引動，發燒、全身痠痛欲死，咳到胸痛，新寒伏寒一次全爆，難過可知。坦白說，若不是真有決心想改造自己的人，誰受得了這種折騰？本來這回不想給他水藥，讓他在這個階段暫時做個了結，沒想到病人還要堅持下去，真猛啊！但這樣效果會很好、很快，如同「暈針必效」的道理，不過恐怕只有年輕人才挺得住。這樣的翻轉，也很可能翻出一些極深層的東西……

肉體硬體升級後，確有可能同步提升心靈軟體，但在這之前也可能遭遇低潮期。

一位病人服完第一階段藥後（經過大翻轉，舊傷都翻出，之後漸次止息），開始服第二階段藥，竟把廿幾年前旅外時，非常沮喪不快的情緒又經歷一遍。經過紓解，接著服用調補藥，才回復升級的平衡穩定狀態。

身心之間蘊藏糾結難解的深層密碼，作為全方位診治的中醫，很難不碰觸這一塊；古方歷數千年臨床實證，確有診治療效，病人給了我許多回饋，讓我一步步發掘原來身心根本是同治。藥的心靈能量如此巨大，古醫書短短幾個字掠過，魯鈍如我，怎麼看得出來啊？

但你若問我，排寒會有什麼反應？

我只能很抱歉地說，可能或許會怎樣。因為每一具肉身 mix with 他的靈魂、錯誤的心靈運作模式、經歷（累世的創傷、過失）、誤治病史等等，我真的不知你會發展出什麼樣的「風景」？

這位臉友對排寒的體悟非常深刻：

今年初產後身體疲累感冒，咳甚又續發鼻竇炎，找了附近信得過的中醫調理，科中與水藥吃了一週，排痰甚劇，老公還以為醫師誤診，不明為何症狀不減。但每次排痰與大汗後，感覺溫暖出汗，身體卻由內發出寒冷感，也開始對風寒有感覺，這才想起需要保暖。

當時三個月大的女兒患皮膚病、呼吸有痰聲，醫師囑咐問題得儘快解決，開了科學中藥交代服用。很久前朋友即推薦李醫師文章，我當時看不懂，不懂就無法遵從實踐，此刻再度反覆重新閱讀，竟然有不同體悟，開始更嚴格遵從十二字箴言，並邀請家人一起實行。

女兒服藥後，頭上脂漏性皮膚炎的屑塊一碰即落，頭臉出現大量紅疹，不久即轉整片通紅，且乾裂脫屑（看了李醫師文章，有人分享形如烤雞）。親友路人一見都焦急勸說孩子太熱，散熱外還得速拿藥外敷處理，認為中醫可能不適合孩子。殊不知，孩子出生後塗抹的那些乳液，沒吃藥前亂塗沒事，現在一碰她就尖叫哭鬧不肯就範，只能塗抹純植物油或純羊脂膏。但嬰兒的症狀果然來去很快，沒多久就恢復亮麗肌膚，我也幫她注意保暖，不過入冷氣房或吹風後還是會出現痰聲，咳出白色痰。

這期間，我多年未發作的氣喘也發作。奇怪的是，氣喘發作時，只要用吹風機吹腳就能舒緩症狀，隔日咳出粉橘色痰便康復。突然明白為何自幼看完中醫都覺得身體變差，這是因為體氣起來，卻不懂保暖，更不用說天天冰冷五蔬果與冰牛奶，再怎樣看中醫也只是暫時解除表面症狀而已。

嚴格執行十二字箴言至今兩、三個月，身體覺得冷就搭衣，旁人以為我看中醫身體更虛弱，但其中好轉的感受真不是三言兩語可述盡……

排寒的勢一旦啟動，便無法強行遏止

排寒的勢一旦啟動，很難強力遏止，一般人（包括醫者）不易明瞭其中關竅，反而心生恐懼，橫加攔阻，徒然治絲益棼。此際只宜提拉體氣，注意陰陽出入的平衡，放鬆心情，讓大氣自然運轉。什麼都不做，也比害怕而胡搞瞎搞好。

以病患參加三次內觀禪修的經驗為例。

第一次，一切反應如實同步，非常殊勝。

第二次，心背部痛，但到第七、八天時也漸漸收了，感覺那附近氣脈通了，整個人非常舒服。

第三次，幾天後正式進入內觀，她一上座就喘得很厲害。她一向無此病史，因此也未知所以。奇的是，一下座就沒事，好像這事從沒發生過。

但第五天後，下座也會微喘，這是自覺性的，旁人看不出來。

就這樣連喘了好幾天，第八天喘得更嚴重，法工們都在沙盤推演，萬一她在禪堂倒下怎麼辦？是外送還是叫救護車？若是前者，萬一路上有個三長兩短怎麼辦？若是後者，那麼這期禪修就毀了。倒是她本人覺得還好，懷疑有那麼嚴重嗎？

老師後來叫她別坐了，讓她在園區自由活動。就這樣，到完成內觀離開時就完全不喘了，回去後也都平安無事。

說過，排寒的「勢」一旦啟動，很難讓它立刻止息，只能靜待流程走過。然後上一秒跟下一秒，馬上判若兩人。這位師姐的喘，是在內觀深度打坐時，氣脈打開，欲流通時所導致的生理反饋現象，原也不足為奇，但一般人習慣有症狀就要立刻解除，很容易被表象嚇阻，因此心生畏懼，何況來時好好的，又非病人。

這些浮出的症狀，有可能是過去生的業習、陳傷，雖然此世未曾經歷，卻在極度安靜的當下，悄悄浮現。只要耐心等候，終如一縷殘煙，逐漸消失。

啟動排寒時，陳寒往往會因新寒引動，甚至逕自進入排陳寒模式，常見的就是狂咳劇咳，咳到胸肋痛，咳出濃黃綠灰黑色痰塊……此時，若兼服對症的藥，流程會走快些，但還是有其進度，無法急於求成。

某次，服藥一段時間的病患自認為罹患流感，為求速癒，趕快過來取藥，同時也為家中倆老取藥。服藥後，倆老很快痊癒，而他卻只是症狀稍減，還是無法速癒。問我何故？

我說，倆老從未吃過我的藥，這次疑似流感表邪，僅在淺層處理，故很快邪清病解。而你們體氣早已拉上來，這次流感直入肺臟，清邪同時撼動陳年鬱疾，新故兩邪相引，以致無法如老人家僅清除表邪，那樣直截迅速。**只要是清到陳寒，總需要一個流程，必待走完，才算清到某個層次。而這種排陳寒的深度咳嗽，是自我清理，不是流感，不具傳染性。**

在家自我排寒，身體逐步回推的過程，有些人也會出現這些現象，也許是在處理前生的問題，更或者只是身體在整體調整運轉的當下，基本需要的代償現象而已。所以，在排寒過程中，若碰到任何不熟悉的狀況，請先安靜下來，觀察然後等待。最不必要的，就是讓症狀立即消失，再沒有比這樣做更愚蠢的了。

排寒前後，症狀如夢幻泡影，上一秒與下一秒恍如隔世

我們基本不處理症狀，只是提升體氣，讓身體自然運轉，症狀如煙塵幻化，如夢幻泡影，都會過去。當你親歷過排寒反應，知道上一秒跟下一秒是迥然不同的兩個世界，你就明瞭此道確然不虛。這不僅僅是肉體的問題，根本是一條通向身心解放的鍊心之道，心安了，一切也就有著落。只要抓住主軸，清楚身體運作的軌則，就不會出岔。

以下是兩則案例分享：

【案例1】

鐵齒的老公服藥第三週，開始狂咳，抽菸沒味道，聞到菸味覺得臭，咳出黑痰，自己也嚇到。最嚴重的是，咳到沒法說話，到廁所抱著馬桶咳到吐。服藥過程中，說他很不舒服，覺得好冷，一回到家，飯也不吃，服完藥，棉被包緊緊，說要睡了。都還沒碰到他，就感覺他身上一股熱氣。沒想到半夜流了一身汗，換了衣服，早上又是一條好漢，照常上班，跟前一晚簡直判若兩人……排寒七個月，他整整瘦了十五公斤，整個人看起來輕爽多了，很多小毛病也一一改善。排寒有成的他現在會跟別人說什麼東西不要吃，分享自己的排寒經驗。

【案例2】

若非親身體驗，真的無法理解。保暖避寒食一段時間，西醫壓制而多年未發的氣喘又發作，加緊保暖兩日，排完濃痰後，船過水無痕。前日晚間又莫名再來一次，服暖藥與粉藥，加緊保暖睡一夜即過去，一樣排出濃痰。

十二字箴言真是良方，幸有機緣讓我親身領悟，無比感謝。排寒不是生病，是真心愛護身體，懂得對身體負責，也是自我療癒的開始。

病人說，每次排寒排到快要寫遺書的時候，隔天立馬船過水無痕。但是他也不能因此大放鞭炮慶祝一番，說不準明天那些症狀又默默登場。他由此領悟，生命就是要他學習消除對死亡的恐懼，因為人生最大、最根本的恐懼，就是死亡。

我說身體修復過程會有各種反應，這些症狀過去就好。請保持心的平靜，沒什麼好怕的，這是個人的功課，對應自己的心魔。

有位病人嚴守排寒十二字箴言，堅持到第七個月左右，身體開始自動出現耙文所見過的各種反應，幾個月來歷經牙痛、脫皮、氣喘、痰多、全身痠痛、畏寒發抖、一身疹子、汗如雨下、頭皮屑滿天飛、頭油多到可以用剝的，還有以前西醫說要持續追蹤的心跳過快也變慢了；西醫追蹤的乳房纖維鈣化點，突然長痘出膿水，又發作腫痛，最後整個乳房痘也消了；曾斷掉的左手腕骨突然沒來由冰冷，宛如放在冷凍庫裡，全身不斷冒出寒氣……種種排寒症狀變化多端，來去無蹤。

病患只是泡腳、保暖、喝杜仲茶，即啟動排寒，全身發疹

現年五十六歲的臉友，卅八歲結婚，卅九歲生子，四十一歲就停經。秋天開始保暖，幾乎每天泡兩包約五百CC燜燒罐的杜仲茶當水喝。過程中右腳趾脫皮流湯奇癢無比，皮膚出癢疹，排便成形且順暢。之後四肢和額頭開始「退冰」，原本就非常會流汗的她開始爆汗，尿量很少，腳踝有些水腫，後背命門穴和周邊、腋窩出現猩紅色疹子，有時又癢又痛，偶爾會突然心跳加速。

繼續加倍杜仲茶和米油的量，腋窩症狀舒緩，腳踝水腫也消掉一些。然後輪到另一邊腋窩、脖子和後背紅腫癢痛像針扎，手肘內側也開始出現紅疹，腰臀紅腫加劇。心跳加速變頻繁。杜仲茶增量喝，汗量有減少趨勢。接著全身出疹，無一處完膚，繼續喝杜仲茶，再加米油。多日後，有些發疹部位開始乾燥，出現泛白皮屑，搓出很多角質，之後皮膚變得細緻光滑。然後輪到有輕微白內障和黃斑部病變的眼睛開始流眼淚。

我恭喜這位臉友，只是喝杜仲茶、泡腳加保暖，就可以自己如此排寒。症狀如夢幻泡影，一直在改變，沒啥好害怕。

排寒以「年」計功，症狀逐年減輕，唯信者行者能至

排寒以「年」計功，壓抑的寒氣一年比一年減少，身心逐漸清簡，覺察度逐年提升。解縛的身心變得非常敏感，警報器全面打開，一有狀況立即反應，便不致壅積成宿疾。若在疾症初起，即予表散，疏通邪氣，便不致遺留後患。至於心性層面，更放鬆、安穩、平靜。同時心智靈敏、清明，不受他人外境影響。

身體可以自我調節，是我們的怠惰與貪欲，放任並且限制了身體轉圜的空間。排寒要見證效果，是以年計功，無法一蹴可幾，若務實執行，你會看到自己一年比一年進步。剛開始切入無冷氣無風扇模式時，整天噴汗，就是不停換衣服，出外就前胸後背各墊一條毛巾，抽換方便，有時還得更衣，連內褲都得換。過一年再觀察，或許會好很多。或者出現一些皮膚狀況，也可能排得很嚴重。到明年會發現皮

膚癢的症狀減輕了，對寒氣（冷氣）的反應也較明顯。

這些狀態不吃藥，就這樣自行慢慢排，從生活慢慢調，非常安全。因為這是調整生活習慣，需要自律，也是自我負責的態度。當你願意對自己負起責任，開始注意自己的一切，就一步步走向健康之路。或是到某一個階段過不去，這時候可以找醫生幫一下。大致而言，年輕人累積的寒氣相對少，清除較快。年紀大了，就會比較麻煩。

如果不排陳寒，只單獨處理當下的症狀，是可以很快消除症狀，但假若沒有配合這一套完善的衛教方法、生活理念，日久又堆積些不該有的，還是會再出狀況。

我上過火針課。火針很有效，可以把陽氣馬上帶入身體，解消病灶。有個愛吃冰的過動症小孩，被上課學員帶來處治。火針當場把能量輸送進去，馬上就回饋病體，可穩定一段時間。但如果沒有採用排寒這套嚴密且細緻的方法，戮力生活的改變作為後盾，這病人很快又會復病，最後還是沒用的。

且看這位排寒三年的老鳥回顧：

猶記排寒最痛苦的第一年夏天，汗如雨下，整天不停拭汗、更衣、換毛巾，電風扇要對著牆壁吹才能夠入睡，半夜也常因為汗濕衣衫而醒來（當初還只能穿短袖上衣、薄長褲和一雙襪子）。

第二年夏天，不但可以穿上長袖衣褲、兩雙襪子，連電扇也不吹，汗出程度卻不若前一年大量。

今年夏天，因為前兩年的努力，讓自己有能力啟動排除陳寒，在長袖衣褲、三雙襪子、熱泡手腳、天灸的助攻之下，不但開始出疹子、手指間冒汗皰疹（以前體氣不足時，根本冒不出來），在卅七度的高溫下，怡然自得，不覺得燥熱，心性也較穩定。

李醫師常說，「有一分寒氣，就有一分蒸汗。」當時不解，我衣服拼命穿，肯定一直冒汗啊。現今走過，才解其中道理，很享受大汗淋漓，更喜歡大汗後，換上乾爽衣服的感覺，那是一種更上層樓的喜悅，非個中人，實難理解。保暖本身就是一味藥，排寒這條路，真是越走越有趣。

以下這位病人的切身經驗，也很值得借鏡：

舊病氣真的會在同樣節氣捲土重來。我看李醫師之前，曾有過嚴重的扁桃腺發炎，扁桃腺整個化膿，當時用西藥壓下去，幾年後合併心理壓力打擊，竟爆發急性耳聾，繼續用大劑量類固醇壓制之後，才找到李醫師。經醫治，這幾年在夏秋之交（舊時就在這時節得病），總是耳鳴、扁桃腺疼痛，我當是排寒。這樣發了三、四年，才終於沒有那令人膽顫心驚的舊痛。遇到這種時候，真的要把持原則跟信心！

平常心面對排寒反應

面對層出不窮的排寒反應，首先要穩定情緒，別害怕，只要情緒穩定下來，身體一放鬆，就開始運轉，該走、該清的會自行找出路，慢慢消解，若非狀況嚴重，不用特別緊張。排寒的時候，會出現水腫，腫在臉、四肢，或是身體的那裡，快的話幾小時、幾天就過去了，有的可能會遷延數個月。不過一般如果不用藥，只是自行增溫保暖，排寒症狀會緩和許多。

最好的藥就是休息，大休息。所以我真心推薦內觀[1]，因為內觀需時十二天，至少十天完全禁語，跟外界切斷聯繫，只跟自己相處，那真的是最好的大休息，人生當中很難得有這樣的時間。身旁不是工作同事就是家人，尤其家庭主婦，少有獨處機會。去內觀大休息，是給自己一個大禮物。在那樣的磁場裡頭，也可以清除很多業力，經過十天的淨化，出來以後臉色變得白皙透亮。每閉關一次，就清掉一些業力。不管你們信不信，這是我真心、真實的體會。

一位臉友分享：

今年五月上旬開始排寒，暑假起，右肩上臂不適至今；十一月初內觀，覺知其為陳年壓力釋放，與之和平共處，其中點滴內心澄明。

而這位臉友堅持排寒的毅力，令人佩服：

我有過失眠痛苦的日子，最開始是整整七天無法闔眼，接著好些個月失眠難以入睡，不然就是睡睡醒醒。曾吃安眠藥也睡不了，加上全身皮膚起疹（蕁麻疹和不知名的疹子），雙腳趾與腳縫長滿密密麻麻汗皰疹，每到半夜與凌晨癢醒無法入睡，用盡吃藥、抹藥、冰敷止癢等方式。當時每天折騰到好難受，全身虛弱無力，臉色暗沈，身體虛弱到無法走路，有時還會心悸，常喘不過氣，也有耳鳴、僵直性脊椎炎，全身緊繃痠痛，當時真的很痛苦，也有過負面想法，擔心自己會不會就這麼撒手人寰。讓我堅持一定要找回健康的動力，是我的寶貝女兒。

因為看了李醫師的衛教文，我和女兒用李醫師傳授最簡易的方法，讓身體慢慢恢復了自然運作機制，用心去觀察身體的變化並做記錄。我堅信只要持之以恆，一定會有收穫，所以每當心念不夠堅定或是小迷失時，便反覆耙文，自然就恢復原有的信心。

❶台灣內觀中心

2 排寒注意事項

溫差直襲，成為壓垮駱駝的最後一根稻草

為什麼會有猝死、毫無預警的心肌梗塞？除非外邪猝中，沒有一種病是突然發生，必定有經年累月的摧殘，讓身體失去彈性，面對突如其來的變化（例如溫差），才會再沒有轉圜的餘地。

沒冷過的人，不知寒氣的厲害。臉友分享，山友走了一天的路程，到達海拔三千多公尺的營地，露天用冰冷的溪水洗頭，領隊勸阻不聽，晚上吃飯時頭就抬不起來。領隊察覺此人意識不清，隔天清早趕緊下撤送醫已經來不及，就此一命嗚呼！這麼冷的天在高山野外冷水洗頭，已經是玩命，何況走了一天的路，心臟也乏了，那有力氣驅寒外出？

有些人在廚房工作，必須進出冷凍室取物，衣服裝備如果不夠，出入之間寒氣

就上身。又例如打魚賣魚的人，一年四季都得碰觸冰寒，這些伴隨著工作而生的寒氣無法避免。一般人突然進到寒涼的環境中，沒有任何防備，都想忍一下就過去，身體後來發生異樣，也不會直接聯想到是先前受寒的緣故。

一位病人提起婆家喜食高粱厚味，蔬食極寡，尤其餐餐水果，以致嫂嫂不孕、婆婆心臟裝支架，兼之高血脂、高血壓，但她們卻絲毫不以為危。所謂「斯人也而有斯疾」，洵然不誣。

如此的飲食習慣必然導致「寒瘀」為患，先有寒，以致氣機閉鬱、血管狹窄，既之以厚味相加，自然宣通不利。這種體質最怕深冬氣溫升降快速，只是出入室內外，或是驟觸涼冷，如晨起不及披衣、赤足履地、如廁過久風寒直驅下體、冷水洗盥、洗沐更衣……皆有可能因溫差、寒氣直襲，血管乍縮，影響血壓升降。寒主收引，寒氣傷人，疾且厲。

輕寒、小寒，留滯體表或伏藏某經絡、某器官，體氣不足，無以逐邪外出，無明顯之外感症狀，以致眾人疏忽其隱藏之危險性。等到某個引爆點，如壓垮駱駝的最後一根稻草，終致兵敗如山倒，一發不可收拾。

別讓誤食成為妨礙排寒進程的路障

排寒發動時，是傾盡全身能量，通關過節，層層翻轉，一不小心有可能跌落萬丈深淵，絕不能掉以輕心。**我們觀察著，卻也警惕著，隨時補充能量，預備著各種轉進的處治方案。**如果一不注意細節，不僅增加排寒負荷，也會推遲排寒進程！

以下是病人私訊給我的內容：

之前我在心臟加護病房服務，有個病人心肌梗塞剛做完心導管，醫師說可以正常飲食。他在會客時間喝了一杯老婆帶來的冰木瓜牛奶，一口氣喝光光。結果不到三分鐘，馬上昏迷不醒。我跟同事推急救車call值班醫師，急救了整整卅分鐘，還是無效。後來照心臟超音波，顯示病人心臟整個破掉。那時我對「冰木瓜牛奶」肅然起敬，它是沉默的殺手！這件事只有少數幾個參與急救的同事知道。但我當時就知道一口氣灌一大杯冰木瓜牛奶，才是主要死因，但誰敢承認呢？

許多臉友也紛紛反饋自己的親身經驗：

我曾喝了一杯五百CC退冰蘋果榨的純汁，隔天睡醒重度落枕，難過至極。拗不過家人強烈要求，去西醫打了一針消炎止痛，第二天藥效退去，頸子整個拉不直，頭快要貼到肩膀上，更加痛不欲生！

之前小朋友貪嘴，趁我工作不在，吃了他爸買的棗子兩粒，不到三天就中耳炎、牙齒痛、頭痛、發燒，請病假快兩星期沒上課！

公公嘴饞吃了三片鳳梨，不到三小時胃痛難耐，吃西藥止痛，結果人臥床不起，好似快中風！為何我敢判定是蘋果汁、棗子、鳳梨惹禍～因為沒吃都相安無事，但水果下肚就中鏢，天下那有這麼巧的事，卻竟屢試不爽！所以體氣不夠強的朋友，請別再拿水果和自己過不去，體氣強的朋友也請小心食用，以免磨耗體氣而不自知！

已五度心臟排寒的病人，進行第六度排寒時，心狂跳到喉嚨，渾身癱軟無力，只能將僅有的氣力交給心臟，過程十分煎熬，吃喝很少，但屎尿排泄卻特別多。第二天傍晚，眼見身體狀況幾乎恢復正常，惟心跳一五〇下仍過快，但她胃口大開，連吃了兩碗排骨肉。

半夜不得了了，心臟再度狂跳，頸項、後腦勺緊繃，胃梗堵伴隨刺痛到右下腹，症狀翻騰到翌日仍難解，胃脹痛，反胃想吐不能吃喝，讓她後悔不迭……

二〇一七年七月底，我也在翻轉時，誤食病患好友送來的，大暑日熬得極濃的帶子龍眼湯，結果當晚睡時兩掌心有熱欲噴發，非得去貼冰涼的磁磚才舒服。整個延宕了排寒進度，至今這個伏熱還未完全消停！這或許是機緣，路不總是順著走，作為披荊斬棘者，總得吃些苦頭，才能有更深刻洞察。

所以，排寒時，身體正全力調整前進，吃不下很正常，實在毋須多個消耗能量的開銷。這時，糜粥自養，甚至米油即足矣，注意，不吃都沒關係，不必被俗見綁架。最怕家人友朋無知，而病中自己也喪失警覺，吃一點沒關係，就吃啊，可吃這一點卻事關重大。

守住大綱，不致脫軌太遠

這一套排寒理念、生活的方式，只是最基本、最前端的一個保護自己的方式，是讓大家免於疾病的第一道防線。有了這道保護後，可減少生大病的機會，因為前面的狀況都清掉了。像我們的建中堂寶寶，都很好帶，因為他什麼症狀，我們都看得懂，就是寒氣，沒別的，排掉就好了，不會有後面生大病的機會。

初期的排寒像解凍，表層寒氣釋放後，底層包覆的陳寒就慢慢釋放出來，而這過程因為個人過去生活史、病史、治療史的差異，而產生各種複雜的變貌。有時寒中帶熱，這個熱（西醫說的慢性發炎，光譜系列不一，也有一定廣度）其實還是寒氣的變形，寒極鬱熱，可能會想吃點涼的、衣服不想穿那麼多，種種寒氣重者的反應，這也不足為奇，想怎樣就看著辦，但始終要記住：仍要守住大綱，不要脫軌太遠，待這個階段走過，這些熱氣消釋後，身體的反應會更上層樓，那是何境界？屆時即見真章。許多人就從這裡，從意識革命下箸，進行一連串改變。千里之行始於足下，一旦你開始了，那轉變就是成長的推手。

自己抓緊能承受的度，不必墨守成規

時序大暑已過，濕熱猶在。帶著小孩初診的夫妻遵行十二字箴言，執行排寒已經三年有餘。夫妻倆都在家工作，先生十分配合，也能負擔家務，我跟太太說，能如此配合的伴侶不多了，不要隨便棄嫌。先生說他們三個常待在一個空間裡，太太嚴格執行排寒，連門都關起來。我說那有這樣刻意加溫助濕？起碼要把臥房門打開，客廳或其他空間對外窗可以打開，甚至必要時開冷氣除濕，都沒關係，這樣能夠降低很多不必要的痛苦。聽完後，太太終於恍然大悟。

另一位反覆發燒卅多天的一歲小兒，後斷為「濕溫」，濕熱纏綿，反覆發熱。孩子吃藥有效，但藥停又發燒。因為是建中堂寶寶，所以媽媽始終就是我們平日衛教那套，最近終於在睡覺時開了卅度冷氣，小孩才好睡，燒也就退了，不然他那瘦小的身軀那受得了。我說，原則是一回事，但人跟環境時時變動，必須自己抓緊能承受的度，有些時候真的不必太拘泥。

【排寒問診錄】

情緒排寒一如肉體，反覆發作後散逸

Q：排情緒相比起排肉體的寒複雜很多，有時某種情緒排了數星期，突然有一天，船過水無痕，心情平靜。那想到，第二天同樣的負面情緒又湧出來。如果是排不同的負面情緒還可以理解，但偏偏是同一種情緒。我問自己，不是排清了嗎？還有？還來？豈有此理！

A：生病時也會伴隨宿世記憶與傷痕，許多情緒與表象病苦交雜，一湧而出，呼呼喝喝甚是嚇人。所以面對各種病痛，千萬勿僅執著肉體物質表象，如果能同時深入探索精神心靈層面，由此下刀，剜出宿世糾結，這病的源頭既現形，那藏頭露尾各種病的把戲自然就玩不下去了。

排情緒寒與肉體寒相同，會一層層翻上來，但一次比一次輕。處在當下，看著昔日的自己，終於來到一個敞亮的所在，雖然辛苦，但淚水汗水必定不會白流。這條善美的終極之道，能夠讓你回到原初的自己，恢復未被摧殘壓抑的生命原型，可你必得堅持，此道迢遙，惟信者行者能至。

（關於情緒排寒，請參見方智出版社出版《情緒排寒》一書。）

第
3
章

常見的排寒症狀

邪從皮膚出，
能排出來的，都不是大問題，
初期大量排汗，保證傳裡之邪力道減。
每天回家泡腳發汗，就是最好的預防。

1 形色各異的排寒症狀

我們的排寒採取根本治療，元氣上來之後，自癒力增強，逐步進行修復，排寒症狀也隨之出現，身體開始自行運轉，清除積存的垃圾或陳傷，此時是邁向健康過程中最關鍵的一環。

排寒氣的現象，比如頭痛（頭後風池穴，蓄積陳寒最甚之處）、肩頸痛、聲啞、噴嚏、鼻塞、鼻水（涕）、咳嗽痰唾、發斑疹、畏寒發冷、氣喘，極類感冒症狀，甚至發燒。如果發高燒，一般廿四小時或三天就會退燒（通常只是上半身發熱），低燒也許會持續一段時間，或是每日反覆發燒、退燒。

舊傷壓抑或未及時排出，只怕成沉痾

又比如某些人服藥後，以前未盡癒的舊傷，即使是早已不覺疼痛的患處又隱隱作痛。舊傷引爆出來，表示當時並未治癒，只是被抑制，傷處的瘀血尚未排除，日久將逐漸質變，最終演變成種種疾病或絕症的根源。

舊傷引發毋須害怕，應繼續排寒保暖或服藥，直到新傷、舊傷都完全不痛，才表示內傷已痊癒。此時若耐不住，尋求治療，反而治絲益棼，徒然把疾病壓制回體內，導致前功盡棄。

排寒反應的時程視病邪深淺，時間不等，有的兩三天、一星期，有些可能拖更久。基本上不至於太嚴重，症狀多半日益見緩，整體朝向好的方向進展。

病人教舞，長年待在冷氣房活動，少不了寒氣上身。心悸七年，主症失眠心悸，在調理一個多月後改善甚多，繼之處理寒氣問題，沒想到這個「動」藥，卻像一根魔棒，攪動一池沉積多年的水塘，把原本各就各位的深層物質，全都翻攪上來；這一攪和，破壞了原本穩定的平衡系統（即使是恐怖平衡），出現種種奇怪症狀。

最初是有幾天睡不好，胃裡有股熱逆衝至咽部，好像要把咽下梗住的痰排出；前額痛，還出現一些類似感冒的症狀；痤瘡又冒出來；偶爾心跳加速，然後停頓，再加速……一堆症狀，把病人搞得有些糊塗了。

這是調理過程必經的陣痛，有人甚至會發燒，有些異位性皮膚炎患者的病位擴大、瘙癢更甚，但熬得過就好了，不須特別在意，就當是外頭的風景：當你觀察那些症狀，會發現它分分秒秒在改變，不論形態、深度或頻率；那麼，你就會了解，對於變動中的事物，實在毋須過度執著。

瘀結甚者，以藥強攻，十分痛苦

常人因寒侵積累，由表而裡，在體表、肌肉、筋膜、神經、血管……造成輕重、區域大小不一的瘀結。由於年深日久，若一時強用藥攻，瘀結甚重者，常造成極度疼痛、煩悶的痛苦。最麻煩的是，每個人的病史不一，糟蹋歷程也形色各異，加之先天稟賦、後天消耗，各見歧貌，所以你若問我，你的寒氣會怎麼排？排多久？坦白說，我只能兩手一攤：不知道。

有人從腸胃道排，服溫藥，本能止瀉，卻有人服之大瀉，這是體內「冰山」融解，且不足為奇。有人從皮膚排，各類形色不一的皮膚病，令人痛苦萬狀，只能消解，讓寒氣排空，一層排完又一層浮上來，多排幾次，總有排到比較乾淨之時。重點是遵守十二字箴言，加強保暖，新寒不入，舊寒陳寒底層寒，多排幾次，總有排清的時候。

至於從上呼吸道排、以流汗方式排，這是較常見的管道，尤其流汗或發燒，其實是相對痛苦較少的排寒方式。偏就有人瘀寒嚴重，只從單一管道排，如某位眼睛開過雷射、常種假睫毛的病人，來診時並非主訴眼疾，只是不流汗、便秘、痛經……一服藥啟動排寒機制，卻完全從眼睛排，所有的壓力源集中在眼睛，還真是令人崩潰。此病人經半年「失明」，後諸症皆解，視力恢復。

遇到這種寒氣單從最脆弱處排出的狀況，若實在受不了，可停藥或減量。或另闢蹊徑，引開病氣，改道而行。此時只餘小劑（藥減量）維持體氣，或用外治手法處理即可。

2 出汗

排寒第一定理：有一分寒氣，就有一分蒸汗

汗液如何形成？《內經》云：「陰氣有餘，為多汗身寒。」汗液由陽氣薰蒸陰精而成，若陽氣屢經斲傷，無力蒸化陰精或無力將之推而出表，就形成少汗或不汗。而這個陽氣行進的動能可以同時帶出體內的陰寒之氣，這便是排寒第一定理，「有一分寒氣，就有一分蒸汗」。因為有排寒的必要，因此啟動發汗，而這必須在溫暖的環境才得以進行，故進入溫暖空間、進食熱物、澡後常見汗出。

是故排寒伊始，進用溫陽發表，觀其後效，再行裁奪增減。只要能規律進行，在身體能承受的範圍內，循序漸進，好過用藥物強行增加其速率。這種從裡解、從根治的模式，沒有經歷幾年反覆進退，無法見效。就是那句老話，花多少時間搞爛，至少得花相對時間拉回來。

那裡有寒氣，就從那裡出汗，而且輪流發作，絲毫不含糊。小孩白日受寒，夜眠安靜下來，必然先出一身汗，這是排寒，不用懷疑，寒氣沒了，自然沒汗。

還有的人會流陰陽汗，陰陽汗是什麼意思？有些人流汗是冷的，有的會流熱汗，每個人的反應不一樣。會有各種反應，人的身體兩側也不是那麼平衡。身體很聰明，會按照次序輪替，一個排完再換一個。流汗只要不是一直流就無妨（其實也不太可能一直流）。如果還能夠承受，就觀察，它是在排瘀積，透過皮膚表面代謝。

因產後蕁麻疹來看診的病人，興奮分享說，積了幾個月的牙齒膿疱消了三分之二；左胸竟然在正中午，熱得汗流浹背之際，出現極寒融冰的冰塊感！太不可思議，吃了這麼久的藥，終於挖到底層了。而小兒子幾星期前突然出現妥瑞氏症，也在服藥一星期後大幅改善。這一切只因他們這次真的聽進去：關掉冷氣、電風扇，瘋狂流汗，好像浸泡在水中……病人努力了五、六年，終於舉家同步，甘心配合，關掉冷氣，健康大突破，這一步真不容易。

大汗後的護理很重要，她先生在沒冷氣的火爐旁工作，更是不間斷喝生脈飲加重黨參、米油或山藥紅棗粥皆加少許鹽花，杜仲茶也是汗後必需品。

別理什麼盜汗、自汗，就是有寒氣，身體啟動排寒機制，自然就會蒸汗而出。

一旦受寒保證汗狂流。排寒時，第一年流汗特別多，有些人夜晚還汗涔涔。再來一年年慢慢正常，排到什麼狀態？排到甚至是夏天穿著羽絨衣在外面走都不會流汗。為什麼？因為有寒氣才會拼命流汗。大汗階段總會過去，寒氣少，新寒不疊加，汗自然就減。

病人體胖，經常全身濕汗，冷氣、電扇直吹，衣服從濕吹到乾，所以受了不少寒。因為怕熱，冬天還穿細肩帶背心、吹電扇、喝冰水。

初診後半年，開始發大汗，感覺有如冰塊從頭部上方最先融化。只是輕微的日常移動，上班緩慢步行約十分鐘，就立刻汗涔涔，汗水順著髮絲滴下，必須在脖子圍上毛巾接汗。頭就像蒸籠，不斷散熱，即使是寒流來襲冷颼颼，照樣大流頭汗。曾經每四十分鐘左右，就得用一次吹風機吹乾頭髮，然後進步到間隔拉長至一小時，再到一個半小時吹一次頭髮。

過去因為汗多，頭濕，所以喝不得熱湯，頭皮屑如雪花，並且常滲出膿汁長瘡，換了無數名貴洗髮精，仍然藥石罔效。結果本人在頭皮發大汗以後，頭皮屑即不藥而癒，也終於可以留長髮。

以前自比為水牛，每次出門總要帶上兩三罐水隨時解渴，排寒以後，只要一罐保溫瓶就夠用。過去總是肩頸緊繃，脖子常痠疼不適，所以備有各式刮痧棒，也是各種涼爽膏藥的重度使用者，隨身一定備有多款。但自從脖子保暖後，很少感到不適，看身旁朋友總是塗抹各種痠痛軟膏、貼藥布，慶幸自己已經脫離這樣的歲月。

這病人從一月初開始頭汗、夜汗、頭出疹，之後頭疹消除（這是以前洗很多清涼薄荷洗髮精的緣故），頭汗淋漓終暫告一段落。輪到脖子、胸口和背部狂流汗（背曾發癰，開過兩次刀，住院兩週，為此用過很多西藥），覺得自己像在融冰，從骨子裡冷出來，背冷足冷。

以前重口味，完全不知飽，試過很多減肥法都沒用，排寒一陣子，突然發現不再嗜食垃圾食物。初來看診即自行丟掉降血糖西藥，前半年血糖還飆高，現早已正常。原本冰的、甜的吃太多，很容易暴怒、憤怨，如今性情平穩。度過艱困的排寒期，在盛夏的八月天，頭皮依舊乾爽，反而吹了冷氣後，才猛排汗（排寒）。

一位從小皮膚潰爛、長期以類固醇救急的病患，排寒後的汗竟帶有膠狀物質。排油汗、排西藥味汗，都是過程。排寒臉友說，他們家現在不太敢讓人進去，因為家中汗臭味太可怕，主要是他的孩子小時候用過很多西藥，現在不吹冷氣、電扇，排出的汗臭氣熏天，是阿摩尼亞的尿騷味。

還有臉友回應，過去兩個月，常嗅到身體有股異味，起初很濃烈，但完全不知如何形容，每次泡澡後特別明顯。近日臭味淡了點，他才嗅出來，是西藥氣味。他回想最近一次服用西藥是七年前，當時服用了三個療程，每次七日。不想七年後竟在排寒時，排出西藥味。

走這條排寒路，必須要有堅實的心志，修苦行無誤，但這是徹底了斷之路。若循西醫理路治理（尤其皮膚問題），保證苦海無邊，一輩子好不了。

排寒須循序漸進

有位五十多歲的新病人，向來看西醫，這兩年讀了我的文章，自己嘗試排寒，期間找了一些中醫看診。長期看中醫的人，比較容易進入我們的排寒理路，若從西醫轉過來，仍會帶著許多懷疑、猶豫。加上她看西醫太久，身體長期虛損，最近兩個月大量冒汗，情緒焦慮，這種狀況其實非常危險，所以我讓她過來，先處理她心腎不交和心陽虛的虛汗。

她這樣的狀況也不能直接收斂，要給一些提振心腎陽氣以及滋補腎陰的藥。她回去以後，還是一直不安的發訊息來，畢竟吃了藥雖然舒緩，但不如她期待的快速排除症狀，於是病人信心動搖，又回去看西醫。

我能感受到她極大的恐懼。人最大的問題就是恐懼，我對她說，人該死的時候就會死，那怕多一秒也沒辦法活，但不會死的時候就是不會死。唉，所以恐懼實在是多餘的，它真的很消耗我們的能量。

一部破舊的車子若給它換上最新、最大馬力的引擎，有可能一開就出問題，因為配備不完整，搞不好一上路就解體。人也一樣，太虛弱的人要讓他調理上來，並不能太快，必須分次第，也就是循序漸進，慢慢把體氣養好，而不是立刻給予最強最好的藥，立刻將他拉上來，否則身體一時無法適應。

寒氣少，自然不會汗出溱溱

排寒過程啟動流汗，這是最常見的反應，但也並非每個人都如此，流汗也要看狀況。正常狀況下，**大流汗只會是一段時間，有個評判的指標：大流汗並不會覺得累，反而會感到舒服**。如果覺得疲累，那就是有些地方可能需要調整，或必須配合其他方法，而且大流汗的狀況不會一直持續下去。有寒氣，才會頭汗如蒸，才會大汗淋漓；不是因為陽氣旺、熱迫汗蒸！事實上正好相反，陽氣旺，有根有藏，才不會汗出津津！別妄想找個醫生吃藥，就有倚靠，天底下那有這麼輕省的事！你的生活，你的日子，你的習性，那都是自己的事。

排寒不只是發汗而已

觀念釐清比什麼都重要，所以我公開發文一向不寫處方用藥，一般人只需要正確的觀念，用藥是醫師的事。每個人狀況不同，就算同一個人在不同階段，用藥也會調整，這非常靈活，寫出來就僵死了。

一般中醫書，把體質像光譜一樣，從熱到寒做區分，中間有輕重不一的各種分級，而這個分法我認為還是很表面，沒有從根源去探究寒和熱的問題。

人需要維持一定的體溫，要靠一些物質來產熱，如果沒有食物、沒有保暖，就沒有辦法維持正常體溫。

例如，台灣盛行的所有皮膚問題，一定跟寒氣有關係。就算你不看病，每天乖乖在家裡泡腳，遵守十二字箴言，不吹電扇、冷氣空調，任他流膿淋漓、乾裂燥癢，這是寒氣排放到最高峰，也是信心最匱乏的時候，只差最後一里路，撐過去，就徹底好了。在我臉書的留言回應裡，有太多成功案例。

諸如此類，排寒理論就是這樣隨著案例的累積、歸納，一步步架構成形。一般人看到排寒，就以為只是「發汗」。但只要你還在吃水果、吹冷氣，完全沒領略過排寒保暖、啟動身心逐層翻轉「退冰」的滋味，就不能說是在實踐「排寒」。

一個人的造化只有自己能決定，心念時時刻刻都在形塑自己周遭的一切物質世界，只有反觀內在，收攝向外抓取的心，往上提升，才能穿越現下困境。我以我想要表達的任何形式，做我該做、想做的事。而諸位的一切取決於你自己，你必須負起該負的責任，你的人生、你的健康……一切皆如是。

排大汗的護理

汗吐下都是排寒路徑，只是從不同的管道出去。排汗是相對較舒適的排寒路徑，比起出疹熱癢，的確好多了，可排汗過程卻須加倍小心護理，以免失誤。

首先須注意顧護津液，尤其老虛弱者、產後術後疲憊者，當然這種人也很少出現在我們這種排寒行伍中。即使如此，盛夏、女生經期前後、心臟功能較弱者，或藥力太過、排得太猛時，仍須注意津液流失太過、回補不及的問題。

在中醫的觀念，汗為心之液，我們講「津液」，也是精的一種，是較清、不那麼濃稠厚重的物質，從腠理出。如果排寒中大量流汗，對心臟負荷非常大，因此要不厭其煩的補液，補充米油、杜仲茶，甚至藥物等。排寒時口乾舌燥僅是過渡期表現，如果陽氣虛衰者，少少飲之即可；寒氣少了，自然不想喝太多水。

流汗也就是流失津液，津液如何回補？米油加淡鹽花效果很快。我們有很多案例，汗大出以後累得半死，米油加淡鹽花，喝個幾碗，回補氣力的效果比藥都快。這是很多病人的反饋，在田間勞作，夏天出大汗，這就是心氣、心血虛了，得趕快灌米油加淡鹽花。夏天這個節氣，流汗最容易導致心臟虛，趕快喝米油加一點鹽。加鹽很重要，可以調節鈉鉀離子，讓狀況穩定下來。

陽氣很虛的話，也牽扯到用藥層次，杜仲茶加參片也行。再就是要補實際的形質，什麼叫形質？通常先是氣虛，然後血也不足了。因此有些時候直接吃一點補養的藥物或藥膳。最好不要走到這一步，可是現代人每天的生活都在消耗，形勢比人強，也是不得已。

滿身滿頭汗的時候，絕對不要立刻喝冷飲，所有人都一樣，身體在高速運轉、熱在噴發的時候，不可以立刻吹冷氣、飲冷水、吹冷風，這些都會造成非常大的傷害。其次，注意毛細孔打開遇到風，寒氣就會進入，很容易招惹新寒氣。保暖勤更衣是不二法門，穿棉衣舒服，但若無法及時更衣，濕衣貼身更增風寒。必要時恐怕得穿排汗衫，至少汗液不貼身。

以下是排寒菜鳥分享自己爆汗、汗皰疹的第一個排寒夏天。

我是四十多歲的排寒新手，排寒至今進入第二個冬天，冬天對很多排寒族相對容易上手，夏天真的是一條煉心之路。

首先，在遵守十二字箴言方面，比較容易做到，咖啡一下就戒了。但住在井字型公寓的我，常熱到半夜甚至凌晨三、四點還在爆汗。

夏天很害怕經期到來，如果整晚都在爆汗，經血就會不正常（會中斷兩天）。去年夏天腳上發了一堆汗皰疹，先左腳再右腳再腳底，體氣弱吧，所以兩腳沒同步（身體是聰明的），但還算發得出來。整個夏天都在爆汗、汗皰疹、吹風機（腳癢）、米油及杜仲茶中度過。因腳發很多汗皰疹，所以我選擇在夏天也穿兩雙厚襪。排寒路上沒有家人支持，有時還有一些負面言語，他們覺得我有病，同事也覺得我該鍛練身體而非穿很多。

本來有在站樁，但七月中流汗太多，所以暫且先停，等秋天比較涼爽才又開始。像我這種體質差、寒氣重的人，沒辦法一步到位。

我的生活缺乏足夠休息，總感覺體力透支，也沒什麼親朋好友的打氣支援，所以看李醫師的書無法融會貫通，但我常常想到您說：排寒即使走三步退兩步，也要繼續走。

自己決定走排寒之路，無非希望時時刻刻保持清明的心，頭腦清明才不會走岔了路。人生難得，有時走得好苦，但就像李醫師說的，其中必定有要學習的功課。

「有一分寒氣，就有一分蒸汗」，排寒第一定理洵然無誤，就是還有寒氣才會出汗；可汗與津血同源，汗出多了，經血少了，甚至中斷或不來，表示整體能量不足，此時該吃些補養的藥食，米油只是其中之一，可暫時撐住；若不夠的話，尤其產後、術後、年長虛弱之人，還是得求醫。

3 皮膚症狀

最輕淺的表邪，必定從表解

臉友前幾年異位性皮膚炎，遵十二字箴言，不藥而癒，但這幾天得蕁麻疹，雖知是排寒，仍有些慌張，不知自己是否繼續痛苦奮鬥，與癢為伍？

癢，是寒氣排放的症狀，是最清淺的表邪，也是最外層的寒氣。只要努力發汗（也有各種止癢方法：薑米酒刮、熱敷、拍打、吹風機加熱等）、保暖，汗太多就稍微補液，喝米油、杜仲茶，自然會改善。這很容易，所有方法都在這裡，只要切實照章執行，完全可以不藥而癒。

這位臉友在我的「隔空鼓勵」下，自行努力發汗、保暖、補液，蕁麻疹也一天天改善了，本來夜夜奇癢無比，每一、二小時會癢醒，沒能睡著，十幾天之後已能入眠。

此外，例如類風濕性關節炎，其實也是風寒在表，因為寒氣最容易積聚在骨縫裡，講起來都還是比較表淺的問題，沒有深入到臟腑，寒氣仍在肢節，更不要講那些什麼蕁麻疹、濕疹、汗皰疹和異位性皮膚炎，都還在體表上。

如果從《傷寒論》的角度來看，主要還是在表淺的太陽病，可以透過我們提示的一些方法，像泡腳、保暖，必要時喝點蔥白薑粥，甚至只要保暖、少吹冷氣，身體就開始啟動排寒。

燥氣仍是寒氣的極致。像皮膚在排寒，排放到極點，會非常乾燥，就算給他吃一卡車的滋陰藥也沒有用，因為這是寒氣推到極點。所謂「乾燥症候群」用排寒方式治療效果極佳，那裡需要滋陰。

寒氣鬱勃至極點，迫表而出，不適立即緩解

這是一名不到兩歲的異位性皮膚炎娃兒，累積的寒氣必須層層剝脫，如潮浪往還，直到清除乾淨為止。

弟弟兩天前奇癢難耐，哭鬧不休，一天後，一陣不曾見的出疹，從肚臍開始往下發到兩小腿，背部也一點一點，包尿布的皮膚周圍，先是一顆顆圓凸疹，後來連成大片，繼之剩下紅色，最後消失不見。然後弟弟就像變個人似的，較少擦類固醇的右臉皮膚炎明顯消退，其他部位的濕疹也在消退。重點是，今早起床到現在，都沒見他癢抓，而且心情極佳，會笑、會跑、會玩，阿嬤餵飯他也吃得很開心（以前阿嬤餵，他都哭）。想到之前，總以為弟弟燥熱，夏天都把電扇對著他腳部吹，現在想來真是糟糕透了。

從來沒有「熱疹」這回事，其根皆為寒。澡後、熱食後、衣服穿多、曝日後出疹，乃是熱能推寒外出，邪尚淺，故以皮表疹子表現。多悶汗，不再受風，排完也就好了。

皮膚症狀絕無法壓抑，壓抑日久必定反彈

所有的皮膚病，都是寒氣鬱積於表，疏洩不及所造成。某病人年輕時吃過中醫的藥，一吃就見效，他一直在找這種感覺。因為之後的醫生都沒有這種神效，所以他不斷尋尋覓覓。

你可想像醫生被病人不當期待窮追猛打的窘狀。醫生當然希望趕快把病人治好，但不是這種搞法。我認為這病人從此以後找不到好醫生，也治不好這個病，為什麼？

這病人年輕時，可以用幾帖藥治好症狀，是因為他年輕。很多人找西醫可以治好皮膚病，也是因為年輕，體氣尚足，表面症狀壓得下去（中醫則是表邪散得掉，尚屬淺層邪氣），可那絕不表示已治好。中西醫皆同。

溫陽＋清熱解毒，救全面崩盤者

臺北市某皮膚科門庭若市，看診到半夜兩三點，西藥一吃壓下去，看似好了。可是你想想，等到年紀更大，陽氣慢慢消蝕，整個體氣衰弱下來，你再這樣壓，壓得住嗎？壓不住就全面崩盤。你看過那種全身全面發皮膚病的人嗎？我看過。這種病人要怎麼醫治呢？一定要溫陽，把他的陽氣帶上來，配合清熱解毒的藥才會好。

排寒需要時間，這時間因人而異，所展布的狀態與修復所需時間自然不同，怎可能「限定」？再說，人體是一有機活體，不是塑膠假人，排寒排毒常從皮膚排，即使治療一段期間後，狀況好轉，也還是會有反覆發作的時候，只是症情較輕，且流程走得更快。

病人常跟我說，幾歲以前鼻過敏嚴重，到了卅幾歲都好了。好了？那有這等便宜事？一問之下，原來體氣更差，寒氣不從肺竅排出，變成瀰散的異位性皮膚炎、濕疹、冬季癢……這都是寒氣轉進常見的例子。

當然也可能不從皮膚排，改從呼吸道或腸胃等其他管道排。臨床上常見咳嗽次數多了，皮膚癢的次數少了，若能從肺竅排寒，自然就不走旁道，必然是體氣衰頹，才無法從正道自然排寒。總之，寒氣濕毒必須有出路，並非不從皮膚排出，皮膚病就叫「好了」。這要看你「痊癒」的定義是什麼？只是把寒濕毒壓下去，「沒有症狀」，但這樣只是治絲益棼，埋下未爆彈而已。

皮膚病就是老實排寒，絕無捷徑

不管有無皮膚病，或皮膚久病纏綿，當體氣提升，就會開始發作，盛夏尤其是好發季節，但只要根本治療，反覆發作的症狀就會逐次遞減，終至真正痊癒。但許多人只求解除症狀，聽從醫囑冰敷吹冷氣，抑制發病之勢，這是錯的，這是錯的，這是錯的，這麼做，皮膚病永遠不會斷根！治病沒別的捷徑，就是老老實實把寒氣排出，這才是根本治療。以下是病人的親身體驗：

這半年多，小時候被西醫「治好」的蕁麻疹又回來了，每天癢得不得了，一下這，一下那。但我注意到它每次換部位輪流癢，每個部位凸起紅癢約半小時到一小時，就會自行消退，之後可能又換地方。家人不解，怎麼「醫好」的蕁麻疹多年後又回來了？這句話其實有語病，因為醫好了，應該不會再犯才對。

我沒理它，到現在快四個月了，發作次數越來越少。我仍然服用李醫師的藥，根本不擔心。最特別的是，這兩個多月癢處竟集中在我的胯下和私處近大腿部位，從完全鮮紅（其實有點嚇人）和奇癢無比，到變成暗紅、慢慢不癢，然後皮膚竟變得很乾燥，有脫皮小白屑……原以為快好了，它又會重來一次，到現在這部位仍是暗紅色。剛開始我有些擔心，但李醫師說沒事，讓它排。

要是一般人，這兩個多月又是夏天，早就看皮膚科、婦科，一定被告知下身要穿通風衣物，然後說是個人衛生方面要注意……但我心很定，一直觀察它，發現它竟自己「循環發生」後，更放心了。

想到近兩年前，我在婦科和泌尿科口服九個多月抗生素，還打了近廿針的抗生素點滴，它們竟從「原發處」往外面排，真是不可思議！我目前還沒完全好，但真的一點也不擔心，因為發癢的次數越來越少，面積一直在縮小當中。

邪氣，必須給它出路

二〇一六年初，「霸王級寒流」襲捲台灣，很多地方下雪，有個還在念書的病人，患了腦積水，西醫說要開刀。

我問他怎麼發病的？說是耳鳴，才發現腦積水。我問，出現耳鳴症狀前後有沒有什麼問題？他說之前有嚴重的大感冒，用西醫處理。我再問他為何罹患大感冒？他說到陽明山看雪，而且只穿普通的衣服就上山了。

那是很深的寒氣，已經埋在他的身體裡，當時沒有用中醫的方法把寒氣拉出來，卻用西醫的方法把感冒症狀壓回去。邪氣一定要有管道讓它走，不從打噴嚏、流鼻水等正常管道排寒，也不走皮膚出去，它就可能積存在體內某個地方。

有位瑜伽老師到印度上課，在印度得了流感之類，咳得非常厲害，不得已吃西藥。吃藥以後她不咳了，什麼症狀都沒有，只是從此多了婦科問題。人是一個活體，**邪氣不從這個管道出去，就一定要從其他管道走**，所以就從她的婦科器官出來。所有的病，還有情緒也是，絕對不能壓抑，壓抑久了必出問題。

來看這位臉友的案例：

我今年四十五歲，是個早產兒。小時候在家門口被小貨卡輾破了左腹部，雖然急救曾休克三次，但仍順利活下來。只是肚皮沒了，所以用大腿肉去補，但是左邊的肉沒長好，大腿的疤也一大片……家裡賣水果，從小水果吃不停，簡直是在水果天堂（地獄）中成長。小時候常頭痛、喉嚨痛和扁桃腺發炎導致發燒，所以藥也沒少吃，醫生甚至建議我切除扁桃腺。

二〇一六年從網路上看到李醫師的文章，覺得很不可思議，莫名的想跟著試試看，於是乎就開始了我的排寒之旅！不久，左腳的腳背極癢難耐，被我抓到破皮，有時還起水泡，但我仍然堅持泡腳，不看西醫，讓它自己療傷。症狀反覆快一年，終於皇天不負腳癢人，它就這麼好了，而且也沒留下疤痕。

見症即壓，古方也是沒用的、沒用的、沒用的

一位病人長期吃中藥處理皮膚問題，從來都是見症即壓，讓它恢復「正常」。可這個「正常」，只是處理當下的症狀，那些沉埋在裡的，永遠無法處理。只有透過排寒保暖，讓症狀透發，才能徹底完治。一堆處理皮膚症狀的古方，都只是處理當下症狀，若想徹底除根，那是沒用的、沒用的、沒用的！

另一位病人排寒至少兩三年，層層鬆解，終於走到「從皮毛出」的階段。邪從皮膚出，心肺呼吸困難症狀即減。

新冠肺炎亦然，初期大量排汗，保證傳裡之邪力道減。每天回家泡腳發汗，就是最好的預防。能排出來的，都不是大問題；癌症病人多半皮膚好得很，可卻把風寒濕瘀全悶在體內。

4 發燒

發燒，身體破解陳寒的高速公路

發燒是身體自然排寒的機轉，利用這個蒸化的過程，排出鬱積的新故寒氣。由於個人體力、寒氣陳積與侵入程度不同，所以發燒的強度、時間、型態也迥異。這股能量有它必然的發展路徑，我們僅能順其勢，導而引之，加速流程，以減少病人的不適感。如果遽然暴烈干預，這股能量難道憑空消釋掉？它必然轉進，只是不再發燒而已！

發燒是身體破解陳寒的高速公路，只怕體氣不足，後繼無力（燃料不足），否則一燒破陳寒，燒完整個神清氣爽，許多困擾的症狀也一夕消失，在小孩身上最明顯。我們排寒的方法是提拉體氣，如同給身體加木炭，我會和發燒的病人講，要加能量讓他往上燒，不然燒一下子就洩氣；能量不夠、體氣不足，根本就燒不上來。

我們加能量讓他燒，燒上來後，再慢慢讓它散掉，很完整地走完這個流程，你就會很清楚地看到自己的變化。只要有燒過，就一定有變化，像小孩變得更聰明、更能和人溝通，或是長高、情緒更穩定，這些都是臨床經常可見的事實。大人也是如此，走過排寒，人會變得比較穩定。

我們提拉的是正氣，等體氣上來（例如發燒），邪氣——可能是陳年的寒氣或痼疾，以前所壓下去的那些東西就浮上來了，發生**邪正相爭**的現象。邪氣和正氣互相抗衡，就像境內的好人和壞人同時出動、互相抗爭，如果打得很厲害，傷亡慘重，就是正邪相爭**太過**；如果打得有一搭沒一搭，那就是**不及**。打得慘烈的，可能會有個結果，這個病氣會走到一個比較淺的層次，我們說這是「轉出太陽」，就是「出表」，這是比較好的狀態。然後有些狀況，根本就是體力不足，好人的人數不夠，壞人也不太多，兩邊就不想打了，等於又回到原點。

還有一種狀況，是體力差到極點，好人很少，而壞人很多，好人一看到壞人就嚇跑了，趕快躲起來，這根本打不起來嘛，打都不要打，你的身體根本不會有任何症狀。可是，沒有症狀不代表沒有問題。

沒有給我看病的人，只要每天泡腳、保暖、增溫、不吃水果，身體在趨向溫暖的過程中，正氣也提升上來，就有能力去處理舊東西。

如果是我的病人，看狀況給他一點藥，這個藥也是增溫的藥，給他一點能量，再加上若干把邪氣往外拉的藥，到一定程度，蓄積的能量足夠，它就會引爆，出現各種症狀；也許是發燒等各種的不舒服，甚至讓你生不如死的痛苦症狀，可是熬過就雨過天青，脫胎換骨了。

體氣不衰，能發燒就能自己退燒

一位阿嬤讀者聽了我兩場演講，開始懂得使用暖暖包。她小一的孫子發燒，身體雖然滾燙，可是雙腳卻冰冷，於是在孫子的腳上用了三片暖暖包，帽子裡放一個，然後用羽絨睡袋當蓋被。

過了快兩小時，孩子才開始冒汗，但依然沒退燒。她煮了蔥白稀飯給孫子吃，孫子持續冒汗，中間雖然一度燒到四〇．三度，一直昏睡，尿床兩次，可是阿嬤並不害怕，從早到晚一直陪在孫子身邊。雖然體溫總算下降，可是又會再燒上去，只是沒有之前的高，隔天清晨已回到正常體溫，第三天就可以自己寫功課了。

為孩子排寒的臉友說，女兒夜間狂咳半年，發燒次數多到數不清，家人的溝通爭吵次數也數不清。

豐碩的果實是幼兒園老師傳訊息來：「爸爸，你可不可以分享怎麼照顧小孩？」老師餵藥已經餵到快累死了，每天都有小孩感冒；但他的小孩從不吃藥，周圍的同學腸病毒，唯獨就她沒事。

只要未經嚴重摧殘，體氣未衰，身體能發燒自然也能退燒，我們只須給予能量，幫助身體啟動運轉。

重點是觀念須正確，粑文透徹，信心堅定，能隨機運用我們提示的各種方法。

經過戰役，體力一時難復，這很正常，煮點山藥紅棗粥，養養脾胃，也就慢慢好了。不著急。

發燒排寒，身體自會看時機

這是一位病兒父親喜悅的分享：

兒子雖足月生，但一出生就因頭部血腫及黃疸指數過高，住進加護病房一星期，而後到現在六歲，每年都得住院一次。

前年十月開始念幼稚園更慘，從就讀第三天開始，一年多來都處於感冒狀態，這期間不吃西藥的日子從不超過三天，都怕他的肝腎受不了西藥的茶毒。

但家母從事護理工作卅多年，堅持要孫子吃藥治病。我那時又還沒拜讀李醫師文章，只好無知的繼續茶毒小兒身體。

昨晚兒子發燒到卅九度，這次我堅持不給他吃西藥，靠著蔥白粥、多喝水、泡溫水澡降溫，終於在他去廁所排出一堆稀臭的水便後，瞬間退燒，真是神奇！今早我兒精神奕奕，完全不像昨晚高燒過！

發燒是多好的身體能量運作設計，前提是要給能量。能燒表示體氣尚足，時機也許可，否則，不會有反應。住院發大症的人若不燒了，不是轉好，是症轉三陰，身體完全無力抵抗……可憐哪，住院常因內外因夾雜而發燒，卻無法自然走完流程，只能一直退燒，越退燒體氣越差。殊不知多少難治怪症，皆肇因於恣意退燒！

雖說如此，但有些特殊族群，如夙有慢性病史、大病術後、小兒住過加護病房或剛打過疫苗，此時此刻若是發燒，特別要注意，不得掉以輕心。狀況失控時，還是送醫為宜，絕不能悶著頭蠻幹。

審時度勢，知所進退，非常重要。

【排寒問診錄】

底層寒濕毒浮出，並非病甚

Q：異位性皮膚炎的孩子，皮膚癢得很厲害，醫生建議用冰塊敷，可以止癢，這樣好嗎？

A：癢是排寒的自然反應，寒氣正在外洩，所以作癢。可以輕拍癢處或薑片煮米酒，蘸汁溫熱刮。豈可冰鎮，讓寒氣再壓回？

Q：自行排寒保暖，現在已可夏夜不吹冷氣，甚至也穿得住襪子睡覺。原本從小就有背部汗斑問題，知道西醫治不了，對生活沒大影響也就一直擱著。但是排寒保暖後，汗斑開始大量蔓延，上半身一發熱就開始癢，自我安慰是排寒反應，但狀況一年比一年嚴重，冬天都沒事，夏天就發癢難耐，是不是那裡做錯或做得不夠呢？

A：不是。一年比一年嚴重，是排寒保暖，讓底層的寒濕毒全浮上來。不然，是要一直壓著，變成癌症嗎？所有疤痕都會消失，該做的，還是要做，站樁內觀拍打泡腳……其實你可以這樣排，已經很不錯，雖然拖久些，但會徹底好。

Q：李醫師有提到燥是寒的極致，我排寒四年，大部分症狀就是照十二字箴言做一些例行性處理，今年明顯感到身體非常乾燥，乾到我自己有時不小心摸到都會痛，我以為是早發性更年期的關係？

A：是排寒。寒氣排放到極致，到一個階段就會轉化。可以喝杜仲茶加一點蜂蜜，還可以吃米油跟小米粥，小米粥滋陰效果非常好。

第
4
章

何謂寒鬱化熱？

天底下沒有「熱性體質」，
「熱」只是生理準病態反應
尚未潰堤的某個淤塞現象，
是體表乃至體內瘀寒，寒鬱化熱所致。

1 沒有燥熱體質，病根還是寒

虛人發炎，不能一味寒涼

各種過敏、慢性病，其實就是寒氣沒有即刻排除而且一直壓抑，越壓抑，全身的臟腑經絡不通，在這種狀態下看似熱（急慢性發炎），其實病根還是寒。

很多醫生會說病人是「燥熱體質」，但我認為天底下沒有「燥熱體質」這回事。人是恆溫動物，一定要維持基礎體溫，才能在這樣的平衡態好好生活下去。為了維持這個平衡態，我們必須作很多努力，只要吃低於體溫的食物，或一時貪涼，身體就必須耗費更大的能量，來把這些負質排空、釋放出去，所以我們反對寒涼，絕對不能吃生冷。

我們不吃生冷，不吹冷氣，也活得好好的；我的病人，還有看我文章的人，照這樣做的人很多，也活得好好的，而且解決了許多健康問題。因為我的文章很多是病人治療以後的報告，我發的文章底下也有很多他們的回應，所以這些都是真實案例，不可能套招。

怕熱的人寒氣重，能流汗倒還好，最糟的是，極怕熱又沒機會或根本不會自然流汗，這寒氣嚴重閉鬱的人，不僅得成天冷氣加風扇直灌，更是無冰不歡，還自認是「熱性體質」。請問你能自體發熱嗎？天底下沒有「熱性體質」，這個「熱」只是生理準病態反應尚未潰堤的某個淤塞現象，是體表乃至體內寒鬱化熱所致。

花蓮有位研究生，背後長膿，排癰毒，排了一千ＣＣ有餘。那種瘡毒、膿毒，也是寒氣沒有排乾淨，最後呈現發炎狀態。發炎有兩種，一是急性正在排，紅腫熱痛，看起來就是要用消炎藥、清熱解毒藥，這是急性發炎。有的比較緩和，可是寒毒若沒有清乾淨，就在體內慢慢醞釀，形成慢性發炎，很多人其實都處在這種慢性發炎狀態，若遇到適當時機，就再度發作，甚至惡化成急性態。

這研究生是早產兒，從小西藥餵養長大，本身還有很多情緒，都用這種瘡毒、瘡瘍的方式排，他並非熱性體質呀，其實就是寒爆了！如果誤以為他排這種熱毒就是很熱的人，而一直使用涼藥，那就毀了，最後可能整個氣機停滯、根本走不動。

過用寒涼，病根凍結，根本無力轉圜

剛出來當醫生時，印象很深刻，有個青少年好可憐，滿臉都是痘子，而且是很毒的痘，加上惡性便秘，藥都用得好重，大黃、芒硝拚命用，通常一包科學中藥粉十二克，他用到快廿克也沒有用。這時候就一定要用點補陽的藥，因為他的機體可能長期都用這種涼瀉的方式，已然虛弱。他有些痘子已經硬了，沒有辦法化膿，這要溫化，才推得動。所以「溫」是很重要的根治方法。

前幾年有個病人，高中生準備考大學，也是滿臉痘子。男生的腎氣可以發育至廿四歲達到頂點，女生是廿一歲。他才十六、七歲，還是陽氣非常旺的時候，所以身體會利用這個年齡階段，來排體內的陳寒，比如說以前吃的冰、打的西藥等。加上他考試壓力大，又是滿臉痘子，我也沒辦法馬上醫好他，還是要一個流程。要快速處理也行，只消服用清熱表散的藥，有可能快速解除表面症狀，但如此做只是暫時清除淤積的垃圾，底下的陳寒就只能姑且擱置。

年輕人常見的痤瘡，有些雖兼有肝鬱，但絕大多數還是寒鬱化熱，毛囊皮脂腺堵塞，油脂排不出來。根結在寒，瘀熱只是表象，光清熱解毒，肯定無法根治。

尤其國高中階段，陽氣熾盛，寒毒鬱熱排放更是熾烈，此際若治不得法，徒然壓制底層欲發之寒氣，只怕日後後果難料。如果年輕人過去生活史正常，無濫用藥物病史，排表淺寒氣的速度很快，寒毒藉青春期陽旺的氣而發，可要排陳寒就需要相當時日。

若從排寒治，需要耐心，絕非吃幾次藥即癒，需要流程，時間長短不一。遵十二字箴言，注意生活細節，每日泡腳發汗，你就有救。不是不報，只是時間未到。絕不能走捷徑，沒有那個藥吃了立刻好這回事，類固醇最快，那能碰嗎？自己種的果自己解消，就這樣。

陰虛火旺，只是寒鬱不得發的結果

臉友問我，排寒適用所有體質嗎？陰虛火旺也需要排寒曬太陽嗎？

陰虛火旺只是一個寒鬱不得解的結果，多半嚴重淤塞。不要只看那個標，本虛標實，實際還是寒重。處理上當然有技巧，這不在話下。

某臉友反饋：

我以前也以為自己陰虛火旺❶，稍微吃一點點葱薑蒜、胡椒就上火，暖身的中藥喝了也上火。後來知道寒鬱原理，保暖、不吃生冷寒涼，配合暖胃的中藥、烘腳，慢慢胃中瘀塞的地方就溫通了，辛香料也能吃了，手腳皮膚也溫潤起來，因為營養終於送得出來了。

很多人其實內火（鬱熱）很重，體表卻感覺寒冷，這是典型的「寒包火」體質。如果再多吃熱性食物、大補特補，內火越來越重，身體卻感覺越來越冷（前面提過，這種人不能純用溫補）。除了求醫，自己也要多活動，把鬱熱發散到四肢。

❶陰虛火旺是陰陽失調，陰虛則相對陽旺，而產生類似「火熱」的症狀；惟現代人消耗過度，不忌寒涼，「火熱」並非真火，不宜遽滅，辨症宜慎。

2 寒氣越重越怕熱

「三高族」阿成，老說頸肩痠痛，風池穴痛甚，顯然寒氣鬱滯；另一方面，卻又怕熱多汗，經常汗濕津津。這就難解了，陳寒與新邪反覆糾結，如果自己不當心點，這痼疾怎麼得痊呢？

阿蓮自訴手臂痠甚，在近端午的時節，晚上睡覺竟還要蓋厚被，因為電風扇對著床直吹，讓她越睡越冷，而患有鼻過敏的孩子卻還熱得冒汗。這種人太多了，大人小孩都有，其實是表寒抑遏，裡熱無從發散，於是你可以發現這些人像無敵鐵金剛穿著盔甲，全身，尤其肩背膀胱經及督脈所過之處硬梆梆，有人自己形容「背常硬得像鋼板」，這也是標準的高血壓症候選人。裡熱越甚，越渴望寒涼，新故邪層層疊加，怎一個「煩」字了得？調理期間常見進退，尤須格外費心。

那些極度怕熱不怕冷的人，其實是寒氣極重、鬱熱難出。常見一種寒氣重的人，工作長時間待冷氣房，回家繼續吹冷氣，平素又不運動，整個人呈現結凍狀態。這種人很少流汗，甚至也發不了汗，十分怕熱，總是冷氣風扇伺候。他們裡寒很盛，但寒氣無法透過發汗或小便紓解，是很典型的寒鬱化熱。

還有一種人在冷氣房中拼命流汗，這種人比上一種稍好，尚有些許陽氣可啟動排寒，然汗虛表疏，終究得當心。

老媽向來自恃身體不錯，沒高血壓、糖尿病等老年人常見慢性病。以前常半夜爬起來玩電腦遊戲，都說是老年人睡得少。她平常就喜歡吃冰、大口大口灌冷飲，有時候太熱了，還要洗冷水澡，臉色常常脹紅，我們都以為是更年期的緣故。因為胃口好，消化快，吃多少就胖多少，所以常喊著減肥。

我們夫妻與孩子讓李醫師調理得很好，於是拉老媽一起看診。吃了第一週藥，她偶爾會想喝冰水，可是慢慢就改喝溫熱水。第二週，開始說肋骨處絞痛，她最初還以為中邪，到廟裡祭改，後來才發現絞痛的固定模式，都是在冷氣房吹極低溫的冷氣之後發生。於是開始注重保暖，肋間痛狀況就很少出現了。

回診時，老媽的臉色不再脹紅，呈現自然好膚色，原本中廣的游泳圈都消了一圈。晚上睡得熟，有時還一覺到天亮。我們算是體驗到李醫師說的「治未病」效力，我想這需要在身體還堪承受的狀態來調整，我們很慶幸，可以在長輩狀況OK的時候遇到好醫師。

臉友的體驗是這樣的：

我是一個極怕熱的人，循序漸進從十二字箴言開始，之後注意保暖，流汗要擦乾，頭髮要吹乾，電扇不直吹，不吹冷氣，加強下半身保暖，每天泡腳喝杜仲茶。持續了半年，我發現自己不怕熱了！這種天氣在冷氣房我還穿個鋪棉大外套，反而在卅二度室外吹著暖風是舒服的！

除了多年的頭痛不再、氣色變好、沒再痛經外，也出乎意料的瘦了一圈，感謝李醫師無私的付出！

一名菸齡卅年的老菸槍，十分怕熱，每天吃冰貪涼，來看蕁麻疹，夜發最甚，不易入眠。服藥前幾日發得更嚴重，他回頭找前面的中醫，用清熱解毒壓下去；隔了幾天，他不信邪，又跑來看，他說，服藥一小時後，開始全身輪流發癢，多發四肢，如蚊叮紅疹癢，僅夜發一次。某日眼角癢，腫如針眼，一小時後即消。我繼續為他朝排寒調體質。第四週服藥後，原本冬天手足冰冷，開始有了熱感，吃生魚片，腹瀉（有能力排寒）。

服藥第五週（藥量加重），出現半天噴嚏、清鼻水、白泡沫痰、咽痛、微咳等排寒現象，頭皮癢、身體癢，坐則欲眠。之後轉為臂癢、下肢癢、面出疹，體熱、皮膚濕。兩肩頸輪流痛，從風池穴痛至顛頂。已較不怕熱，晚餐喝筍湯、滷白菜，腹瀉，晨起即復。某日洗澡後，疹發浮凸肌表，後自行散去。白日喝冰紅茶，腹瀉。比較能自行排汗。

他說，喝了一口冰紅茶，從來不知「冰」是這種冷利感，自己以前好冰飲，內臟豈不成了一座「冰山」？

某次，他喝了一口冰養樂多，居然「痛徹心扉」；吃完一顆退冰的奇異果，一小時後，下利灰水，還有腰痠。他不信邪，某日又吃生魚片飯，結果腹瀉兩日。還有呢，早上吃生的美生菜夾麵包，保證排水便，屢試不爽。

以上這些親身體驗，讓這個大男人不敢鐵齒，從不流汗到能自然發汗、從怕熱到較耐熱，胸悶心悸也好很多，他知道自己的身體在一步步復甦中。

提到服降壓藥的太太，手腳掌心熱極，非得冷氣加電風扇才能安眠。某次一月隆冬，感冒新癒未久，居然血壓高到一九〇，在捷運站昏倒。他很想說服太太同治，但這種身體機能恢復，敏感到能迅即排寒的狀態，在外人看來卻是，「你怎麼變得那麼虛？」此中滋味，還真是不足與外人道。

我安慰他說，好壞自知，健康就在生活的點滴中日漸消蝕，我們就從自身做起，逐漸影響身邊的人，擴而及其他親友，這是善的循環，只要你開始了，日後必然見得到成果。

3 發炎，血氣不通而已，那有那麼多炎？

某病人反應，他就診後，開始執行十二字箴言，一日忽然扁桃腺發炎、嘴破，且胃痛、胸悶、噁心、腹部偶爾刺痛。他找耳鼻喉科服藥後，為扁桃腺消炎；又求診於肝膽胃腸科，症狀緩解方能夠正常飲食。他問我，是否應注意那些生活飲食起居細節？

這些症狀僅是體氣提升後的錮寒外越反應，沒那麼多「炎」；再服西藥，將寒氣壓回去，殊為可惜。這是不從根柢處置，只求速效和表面效果的思維使然。

主流醫學動不動講發炎，簡單羅列於下：異位性皮膚炎、脂漏性皮膚炎、接觸性皮膚炎、過敏性皮膚炎、蜂窩性組織炎、結膜炎、角膜炎、過敏性鼻炎、口角炎、牙髓炎、陰道炎、泌尿道炎……以清熱消炎的方式對治，只是為了消弭症狀，但顯然病根始終存在，從未拔除。從排寒保暖的角度看，這些症狀多半都是寒氣未盡，鬱而化熱，呈現準發炎或發炎狀態，就像河川優氧化，其實只要大雨一來就沖刷乾淨。所以這種鬱熱狀態根本仍是排寒未盡，即使有些看似發炎，也只是暫時紓解，從來不能棄根本而就症狀，急就章式的處理永遠治不了病。

就像治療蕁痲疹，風鬱表邪，血虛風動，何等簡單的道理，但初治可能因邪盡發出而更癢，尤其停用西藥後，更是爆癢。許多人就耐不住或者嚇跑了，因而斷了根本治療之路，殊為可惜。

大家習慣「控制」身體，因而壓抑許多自然疏通的機轉；尤其源自不信任的害怕心理，更是不知不覺成了斲傷健康的頭號幫凶！

只要體氣不衰，沒有那麼多炎

一糖尿病人兩下肢內側紅腫熱痛，西醫說是蜂窩性組織炎，須用抗生素，還得開刀，但服用兩天中藥即解。糖尿病人末梢循環差，只因是心腎軸迴轉無力，才會出現靜脈曲張、下肢循環障礙，根本無關發炎，若不從扶陽通氣下手，僅用消炎，對於這種慢性、消耗性、萎弱的病人只是雪上加霜。蜂窩性組織炎若沒有一直過用寒涼，導致體氣低落，保證不會大面積感染，根本沒那麼多炎。

某女十歲前，因輸尿管異常開刀兩次，後來就反覆泌尿道發炎，長年在大醫院就診，三天兩頭服用抗生素，吃到臉色蠟黃。卅多歲育齡期的她，有次換了一處婦產科求診，女醫師一見到她先前服用的抗生素，立即臉色大變，警告她服用這種抗生素可能生出水腦兒。

膀胱有積寒就會反覆發病，症狀表現即主流醫學所說的泌尿道發炎，幾次大排寒後就可一勞永逸，一味消炎徒傷體氣，完全無法斷根。我們治過多少泌尿道感染（包括血尿），都只是身體啟動排寒反應，從來都不是什麼炎，完全毋須使用清熱解毒藥，一味消炎無異消耗體氣！

寒氣錮結，沉痾難解

因項後乾癬、左上牙齦萎縮痠疼、手汗來診的病人，複診時說，服藥第四日半夜全身熱鬱，發燒，狂飆汗；天亮後昏睡嗜臥，咽痛，鼻水出，猛打噴嚏，此生僅見。鼻癢異常，原本鼻塞，則可輪流通氣；咽乾夜甚，夜咳，後頸及腰痠甚，後頸癬癢，之後掉屑，現已軟化。納差，三日未排便。手汗仍有，牙齦咬物較有力，但對冷熱仍敏感。

看起來只是一些讓人困擾的小毛病，若要究竟，仍須從提升體氣下手，於是就有了這場「發燒」。這是「製造」出來的「情境」。我常跟病人說，「如果你能發燒最好，這是排陳寒最快、最全面的管道，一舉畢其功於一役。但每個人速度不同，體氣太差的人，是根本燒不起來的。」

這病人說，小時候住金門，家裡與軍醫交好，一有狀況，動不動就送藥到面前，吃消炎藥、抗生素（當時甫面世，很貴的）。曾經因發燒連打四瓶點滴，之後就開始流手汗……沒想到這病人服中藥後，反應如此迅猛，原本發在項後膀胱經與督脈通道處的乾癬，竟立時起了奇特變化，陳年之疾開始有了轉機。這僅是小小的一大步，治大小諸疾，要如剝洋蔥般，層層鬆解，才能見到被風寒溼熱瘀毒、藥食（包括保健食品）毒、冰寒浸淫毒等層層覆蓋的「本來面目」。大道至簡，抓緊核心，不容旁鶩，即是根本之道。

臉友問：「之前看中醫調理，說我五心煩熱、冬天怕冷夏天怕熱，是陰虛內熱。看到您的部落格，遵守排寒十二字箴言，喝薑茶，不吃冰涼冷飲不吃水果、不吹冷氣……執行十天左右，發現我的肝又開始過熱（晚上肝經時段會熱醒，得開冷氣吹一小時才能睡），且心跳不規律、胸悶、脾胃消化差，連吃粥都不太會消化。哎呀！請問像我這種虛熱的人要喝什麼配合會比較適當呢？回去看中醫，醫生開柴胡清肝湯和竹葉石膏湯。」

五心煩熱、冬天怕冷夏天怕熱，這是典型寒鬱於中，寒氣極盛，可以先從泡腳、遵十二字箴言開始。吃涼藥或許暫時舒服，根結卻永遠無法解。請仔細耙文，就知答案。

第
5
章

那些人排寒要特別小心？

先天不足、住過新生兒或加護病房的小兒，
產後、術後、過勞者，
宿有痼疾（慢性病）之人，
年長者，及有難以覺察的隱匿疾病之人，
排寒過程必須特別小心。

1 先天不足、住過新生兒或加護病房的小兒

小孩陽氣旺，只要保暖，啟動能量，即可自動排寒。但是出生就住加護病房，或媽媽懷孕後吃大量寒涼之物（包括水果），還是住過新生兒病房、動過手術的小兒，先天體氣比較弱，如果排寒發燒，用保暖發汗的方法來調理，必須特別小心。

某病人的小外甥，一出生就腦瘤開刀，住過加護病房。這小孩後來給自己的外婆照顧。她們以為，孩子的阿姨吃我的藥都很好，於是就想用排寒的方法照顧孩子。某日小孩打完疫苗後發燒，五、六天無法完全退燒，阿姨就用悶汗法，結果孩子出了點狀況，送加護病房。如果小孩先天體質比較弱，真的不要強行用這種排汗法，因其不見得有足夠能力讓身體運轉過來，這有風險。

有個七個月大的健康寶寶，四十度均溫整整燒七天，體溫都沒降下來，燒到連我也有點擔心。

但小孩只要大小便正常，其實都ＯＫ，只需在高溫發燒的時候補液，杜仲茶或喝米油都好。這孩子發燒但沒發汗，這叫做乾燒，效果很快。除了補液，需要大人隨時陪伴觀察。我後來開了一帖脾胃藥給這孩子，狀況就解除了。但如果是先天不足的小孩，千萬不要輕易嘗試，否則能量轉不過來，會橫生很多枝節。現下的醫療體系，一有問題就通報社工，後續是無窮無盡的麻煩。

2 產後、術後、過勞者

產後和術後都是大疲勞之人，如果是自然產還好，若是剖腹產，那真是元氣大傷，而且產房都非常冷，寒氣直接進到體內。所以生產後有兩大重點，一是排寒，一是補血。這兩條路一定要同時兼顧，一面排寒氣，一面補血提拉體氣。生產失血，不補血完全不行。

過勞者體氣不足，排寒時整體能量無法支應，也容易後繼無力或出狀況。

再講**手術後**。我有個早期的病人是心臟病，六十多歲其實並不算很老，明顯是陽虛水盛，陽氣非常虛，沒辦法運化身體水分，所以有腫脹、喘息的問題。他兒子說要開刀，也靠關係找到名醫。我說，能不能不要開，或是晚一點再開？先讓他養一養。他兒子說沒辦法，時間排好了，然後就開了。手術很成功，可是病人活不了，因為本身太虛，一口氣上不來，Hold 不住肉體。這很可惜。如果非要動手術，至少術前要養一養，讓他有點能量、有點本錢，已經很虛了還動手術，常是死路一條。這種狀況到底有沒有必要動手術？帶病延年也是一條路啊！

特殊族群忌發大汗

產後、術後、過度疲勞、虛弱老人，或低血壓、先天貧血、地中海貧血這類血虧的族群，絕對不能一直喝薑湯，會出人命！可是很多人搞不懂，昨天有個多汗的病人還問我，杜仲茶加薑可以嗎？你的文章不是這樣寫嗎？但我這樣寫是有針對性，並非任何狀況都能這樣喝。

那一種人需要喝薑湯？突然感受風寒，沒有發汗，這樣喝是讓他發點汗，快速排掉新寒氣；但是體虛、已經流很多汗，就不要喝薑湯，流大汗了還這樣喝，豈不是白目。

排寒過程中，有一段時間可能會狂流汗，這有個判準，若你休息一下、吃個東西或睡個覺起來就好了，這些都還算是正常。有段時間，或許一整年都這樣，但是第二年你的汗可能就變少了。我講過，排寒是以「年」計功，並不是幾個月、幾天就能看到成果，你要用今年和去年比較。

但是以上的特殊族群，怎麼能再發汗呢？這些人我都要先調肝腎、養血，然後給他一點點能量，只要能量上來，到達一個平衡點，他們也是會排寒，然後再看狀況酌量處理。

中醫認為「汗為心之液」，它和心臟有關，必須要非常小心。排汗是排寒氣最快、最便捷的管道，尤其是新寒氣，可能流個汗就好了，可是要很仔細地觀察排汗的狀況。

如果是老人家，汗一直流，汗珠大如豆，那可能要出問題了。老人家最忌諱大汗淋漓，小孩相對較沒關係，因為本身陽氣很旺。中醫講求陰陽，一定要並舉，陰就是陰血，有形的物質；陽則是陽氣，一種氣化的動能。如果你是年輕人、小孩，我幾乎可以不管「血」這方面，只要提升陽氣就好，因為陽氣上來，血氣就會跟著滋長，它有能力轉上來；但老人家就不行，因為老人家雖然陽氣不足，血卻也虧了，陰血這方面的能量不夠，所以一定要同時並調，絕對不能單一方面調他的陽氣。小孩子、年輕人、男人比較沒有這方面問題，女人，尤其是經產婦，就是生過好幾胎的，問題特別大，要注意絕對不能過度發汗，一定要兩手策略。

有寒氣的話，排寒步驟要放慢一點。保暖這些都是基本該做，另外要給補養的能量，好好吃一些有營養、有能量的東西。補養脾胃，最好就是粥養。

五穀養脾胃。古時候行軍打仗，像漢朝那時，國家也不是真有錢，年年跟匈奴征戰，軍糧無非就是五穀雜糧。幾十萬大軍能吃多少肉，應該是吃不上。現在這些生酮飲食還是低碳飲食，不吃澱粉，可能短期內調整迅速，比如說降低血糖……或許有一些立竿見影的效果，可是長期下來難保不會有狀況。

虛損已經到底的人，如果能夠在理想環境下放鬆，例如在大自然的良好能量場裡，得到足夠的休息，這是最好，但是很少人能有這樣的條件。這種情況下，我建議還是吃藥比較快。

3 夙有痼疾（慢性病）之人，排寒啟動正邪相爭

一位鹿港來的粉絲，講他姊夫的故事。這位姊夫是晚上賣炸雞的小吃店老闆，本身有肝病。她向姊夫宣導排寒觀念，不要吃水果、不要吃生冷，這些觀念都很好啊，可是姊夫家人在夜市作小吃，回來都很晚了，可說是極疲勞之人。姊夫沒吃藥，只是改變生活習慣，不吃水果生冷，可能加上泡腳，過了幾個月，肝指數爆升，有點像猛爆性肝炎，於是她就變成眾矢之的。

這狀況其實很簡單，這是正氣拉上來了，所以身體得重新調整平衡，這位姊夫的身體需要一個新的平衡。他本身就有肝病，以前沒有足夠正氣和邪氣相爭，邪氣很重，正氣萎弱，好人太少，怎麼敢去打壞人。現在好人多了，就開始除害，所以

這個指數上升，也就是正邪開始抗爭的時候，其實整體來說並非壞事，而且是好事，但是一般人就嚇跑了。這時候如果好好調理，大可以讓他過關，但一般人嚇壞了就送西醫，然後壓下來，也讓已上升的正氣再度萎縮。

這位姊夫除了肝不好，還有糖尿病，所以家裡若有三高的病人，要很小心，進程不要太快。有個病人的舅媽只用我的泡腳包泡腳，血壓就下降了，這很好嘛；可是她說睡不好，我認為這得慢慢來。腳是人體第二個心臟，如果你的血氣到達腳底還能夠拉上來的話，表示你的心臟夠強，你才有能力正邪相爭，讓身體開始處理痼疾。

長期吃西藥的慢性病人，尤其是像糖尿病、洗腎的患者，也要非常小心。糖尿病也分很多期，已經到末期，發燒特別危險。

有個臉友的先生發燒，她在臉書上問我，我不清楚他的病史。我常講不能隨便回答問題，對答就等於看診，我必須釐清整個狀況，那要耗費很多時間。這位臉友自行用這套排寒保暖的方法照顧先生，先生果真發燒排寒了，但是他沒有能量轉過來，拖延了幾天，送到加護病房，還好活著出來。他是糖尿病末期患者，沒有體氣轉圜，這種狀況還是要看醫生。如果不看西醫，至少找個可靠的中醫，千萬不要自己硬搞。

4 年長者

我覺得老人家根本就不要刻意排寒，人老了以後通常氣血都虧虛，年紀太大的話，有些狀況一定得吃藥比較快。我不主張年輕的時候就一直吃藥，可像是七八十歲的老人家，脈氣已經很虛弱了。這時候只能吃藥，快速給他一些能量，把人撐住，不要惡化就好。

老人家心臟比較弱、心腎軸功能比較差，就慢慢溫通他的血脈，比如說泡腳，也不要太熱的水，讓他可以適應就好，慢慢地讓身體活絡起來。在他可以承受的範圍之內，比如說曬太陽，慢慢給他一些溫暖的能量。老人家不要劇烈排寒，絕對不要大汗淋漓，這很忌諱。

老了排寒很辛苦，讓他保暖就好，可以的話，不要吃生冷，如果體氣還夠，也許保暖、不吃生冷，就會有些排寒的小狀況出來，這時儘量用物理方法處理，比如刮痧、拍打之類。雖然刮痧我並不主張常用，拍打也有禁忌，但有些時候，確可救急。推拿按摩也都可用。當然別忘了吹風機、暖暖包等。

老人基本上心臟、腎氣等都比較衰弱，所以年長者、孕婦、術後體虛、女子經期、心臟功能夙有問題者或貧血的人，在拍打時要特別小心，因為你一拍打，血液就往體表去，因此只能拍局部、小區域拍打，不能一下子全身都拍，這道理和泡澡一樣。老人家也不要輕易泡澡，一泡澡，血液就往皮膚去，容易出狀況，平日泡腳即可。（參見《病從排寒解》，第一百六十四頁。）

朋友蕁麻疹發作，癢得難受，臉友建議她老薑煮米酒刮全身，刮完舒服多了，沒想半夜醒來如廁卻暈倒送醫……

薑發散走表加上性善行的酒，若屬風寒閉鬱，卻又氣虛血少的體質，如此全身大面積地刮過，血液全往體表帶，心臟缺血缺氧，無力上送，腦貧血頭暈，也就不足為奇。

一位女老師帶從小癲癇的兒子來給我看，癲癇的原因是寒氣，但還有一個原因是血虛，血虛才會風眩，所以要養血再加排寒，後來處理得很好。女老師的媽媽就說也要來看，這位老媽媽很可憐，長期被先生管控得非常緊，幾乎無法呼吸，連出個門都難。她一開始服用女兒給她幾顆暖藥，吃了反應很好，腿的水腫消了。後來她子宮脫垂來給我看，這其實也沒什麼，就是氣不足嘛。看了幾回，我覺得這位媽媽的問題還是很大，因為心結難解，我也沒辦法幫她解開。

後來，女老師的哥哥從美國回來，說媽媽很虛、貧血，就帶去醫院輸血。血袋是從冰庫拿出來的，一輸進去，老人家就不對了，幸好後來救起，女兒帶回家，讓她溫通休養，雖然好很多，可問題是新加那個輸血的寒氣，她又體虛。

有天，女老師跟我說媽媽一直發抖、出大汗，這其實就是「陰陽離決❶」。陰陽離決是脫症，陽氣完全無法攝住陰血，就是快要「走」了。那時已經很晚，我也沒辦法做什麼，只能請她藥裡加人參。好的人參在此時是有用的，家裡可以備一點，當成老人的緊急用藥。後來她說媽媽睡了，我已大概知道怎麼回事；隔天，女老師說媽媽睡夢中走了。她見媽媽走得很安詳，也覺得欣慰。

❶陰陽離決乃是陰陽相屬關係斷滅，乃因一方過度耗用，以致無法與另一方互依互存，這是生命消亡的病理徵兆。

5

有難以覺察的隱匿疾病之人

有難以覺察的隱匿疾病之人很常見，尤其容易出現在四十幾歲的中年人，以肝病居首。一些人可能在早期感染過肝病，當時沒有狀況，整個成長過程也沒有爆發病癥，不知道自己有肝病。這是一種隱匿性的狀態，就是一種伏邪，到中年以後因為某種因素才爆發，比如說疲勞。這種狀況也常在排寒過程中因為體氣變動而出現，可是在他的治療史上，並沒有肝病相關記載。

我對於這樣的病人用藥都非常輕，儘可能用最簡單的方，比如說杜仲茶就很好用，再給一點藥粉之類，慢慢排，其他的儘量用外治法，比如說運動、拉筋拍打。這種類型的病人，不管中醫西醫，因為沒有症狀，甚至連指數都沒有異常，在初期你根本不會知道他有肝病，脈象或許可以看到蛛絲馬跡，看出是十分疲勞之人，可是無法很清楚判斷他的隱疾。

難以覺察的隱匿性疾患，特別是肝膽經的問題，一旦啟動排寒之後，身體就開始清除垃圾，最常見就是從汗出，或者從尿，有各種症狀。這是身上的垃圾大量清出來，清到門口了，可是沒有體氣轉圜，就塞在門口，沒辦法出去。最常見的是肝指數爆高，還有水腫，或其他一些症狀。那就表示能量不足、淤積了。碰到這種狀況，如果有吃藥就停藥，要不等它慢慢緩解，不用太緊張。如二便正常，代謝有出處，喝一點杜仲茶，也就好了，不一定要看醫生。

有些人曾得過某些病，但自己未察覺舊症對自己的影響。某五十多歲臉友，有肺纖維化病史，堅持排寒，初浸淫原始點多年，後轉排寒保暖。肺纖維化會影響氧氣交換率，肺活量不足，呼吸短促，容易喘。某年盛夏燠熱，出現不適症狀，後昏迷送醫。該臉友已有年紀，積寒已盛，且有至關重大的痼疾，應以自身安危為重，排寒不能要求過高，天氣太熱無法轉圜，就只能開冷氣降溫。

第
6
章

排寒保暖食養大法

飲食宜忌要看個人的狀況與反應而定，
只有自己才知道身體的需要，
保持對自身狀態的清明覺知，
自可把握所能承受的「度」。

1 「十二字箴言」永遠是主軸

飲食是切身的生活大事，能夠在家自己執行，必須非常穩妥，戒「冰冷寒涼、燒烤炸辣、濫補濫清」，這十二字箴言永遠是排寒保暖的主軸。在這一主軸下，掌握因時因地因人制宜的原則，帶著覺知，進行每一次攝食。

排寒保暖的食養並非一味只吃溫熱性食物，還得視天時地候、個人狀況，取得身體的最佳動態平衡。**外界對排寒族常有諸多誤解**，其一，就是以為我們只用發汗解表藥，只吃熱性的花椒、生薑、咖哩、肉桂、胡椒等，完全曲解並窄化排寒保暖的意涵。我們不只提拉體氣，最重要的是維持身心的平衡態；只要是身心當下需要的，都能有助啟動排寒反應，何須過用熱補？

2 因時因地因人制宜

食養以平衡為標的

華人喜歡勸食，容易在人情之前失了分寸，或是體氣不足、情緒低落時，不易把持節度，口體之養就容易出狀況。基本上，飲食有三大原則：

1. 飲食有節：適當時機吃適當食物，分量也有所節制。

2. 飲食忌偏：日常以平性飲食為好，除非體質偏性大，必須以食材的偏性來矯正此偏性。例如，平素過食冰冷寒涼，宜以溫熱或發散性食材來矯正體質的偏性，以此調理。

3. 病後忌口：比如發燒中或發燒後，不食高蛋白質，否則容易復病。

此外，年有四季，日有四季，人體也有四季，人體在不同季節、不同時辰、不同人生階段，變動極大，也各自有其當下最佳的平衡態。在兼顧以上三大基本飲食原則下，因時因地因人彈性調整，而不是死守某個SOP，一條路走到黑。

以產婦為例，婦女生產傷精耗血，產婦的生理特點就是體虛發熱，這是失血後的陰虛內熱，不是一般以為的熱，當然不能以寒涼降火的飲食相加。不但如此，冬天坐月子與酷暑天在冷氣房坐月子大不同，考慮的層面必須更細緻。

又比方說，今年夏天特別酷熱，有位去台南玩的患者說自己吃了咖哩，MC提前七天報到。這位患者經過多年排寒，已不是一般習於冰冷寒涼飲食與冷氣房的冰棒體質，其溫熱的平衡態，在大暑天吃了熱性的咖哩，難免助火，以致經期提早。

所以說，平衡態會因時、因地、因人變動不休，不是簡單歸納那種人吃那種食物可以唬弄過去。

調整初期用猛劑以矯其弊——以偏性治偏性

調整體質的初期，以食物的偏性來矯正體質的偏性，這個「初期」可能三、五年，也可能三、五個月，時間長短視個人「偏」的程度而定。

每人過去糟蹋史不同，有人長期夜宵，吃冰涼飲料、水果、牛奶，如此偏寒，自然得多花點時間矯正。

長期在冷氣房的人無力排汗，泡腳一段時間，再配合溫熱飲食，待體氣上來，自會啟動排寒。被寒氣傷得太深的人，排寒格外辛苦，可能要排寒保暖多年，才能回復到比較自然的平衡態。

公視曾播出一位人稱「西瓜博士」的果菜市場理事長，我特別留意他的餐桌。這位理事長體寒又好吃青蔬，胃疾嚴重，曾每星期都得送急診，脹氣疼痛到必須打嗎啡止痛。後來，他一年四季吃麻油薑炒羊肉，胃疾從此不藥而癒。這是「以偏治偏性」十分典型的例子。一般人怎堪一年到頭這樣峻補？但是對於寒氣深入的他來說，這樣吃剛好矯正體質的偏性。（可他同時晚餐還是吃水果，排寒只做了半套！）

3 不同健康狀態者的處治重點

平人

中醫說的「平人」，是指氣血調和、健康無病的人。而就我的臨床所見，平人大致有兩種，一是真的沒大狀況，可是內有陳寒；一是內部其實千瘡百孔，隨時可能出狀況，這樣的平人，除了陳寒，又有瘀阻。

沒大狀況，但有陳寒

這種平人脈象調和，看似一派健康，但是在一日五蔬果，與冰箱、冷氣伺候的現代主流生活下，身上都帶有陳寒。他們有的好似沒病沒痛，但臉色發青，這就是陳寒的表徵。一般難以想像的是，這些人在執行排寒保暖之後，排寒症狀層層翻出，而在排到一定程度後，臉上也逐漸有了紅潤氣色。由此反推，「平人」尚且如此，更別說條件不如的人，那能再吃冰冷寒涼！

而即使是平人，在夏天多汗或是過度疲勞而發熱的時候，當然不該再吃燒烤炸辣發熱助火。

當這種人的體氣較為提升，清除部分寒氣以後，身體處在相對溫暖狀態，在不吹冷氣的自然生活環境前提下，其平衡態的彈性範圍會比較寬。比方說，在一年當中最悶熱難當的三伏天，適度吃一點當季的瓜類、綠豆小米粥、常溫紅蘿蔔汁或天然愛玉、蓮藕，可以消暑解熱。但，還在以偏性治偏性階段的人，則萬萬不可。

常有人說自己是「燥熱體質」，稍微吃了溫熱的食物就會上火。但是我必須再次強調，沒有所謂「燥熱體質」，燥熱來自耗用過度的發熱現象（虛火），就像機器過用以後發熱。吃了提拉體氣的食物或藥物，出現長口瘡、舌頭破等症狀，是陽氣上升的自然現象，只要好好休息幾天就會痊癒，毋須費事治療。

陳寒加瘀阻，隨時可能出大狀況

某女平時吃藥膳都無礙，但是藥膳中加了酒，立刻出大狀況，例如，半小時後下肢淋巴嚴重水腫疼痛，十多天不消，也曾一夜之間胃炎、眼睛火熱腫痛。酒能通行十二經，發散力極強，此女雖看似無大病痛，但其實內部瘀阻厲害，所以遇酒即現原形，這樣的人其實不在少數。你說，如此「平人」，可以不謹飲食嗎？

身體敏感立即反應，自能維持平衡態

患者說他很想吃柚子，忍不住嘴饞，煮成柚子茶熱熱喝，仍然去不了柚子的寒性，腰痛一星期。**體寒的人體氣不足，吃了寒涼也不反應，反倒是體氣恢復到一定程度的人，寒涼入體以後，寒熱相激立馬反應**。這種排寒反應西醫檢查不出來，一般人不明究理，反而指稱反應靈敏的人身體差。

排寒族對冷熱的溫差變化敏感，不適合的飲食入口，立刻起反應，身體自會從各種管道將寒氣快快排出，不讓寒氣羈留為患。由此看來，不反應非但不代表沒事，反而是問題大了。

朋友以前貪涼，夏天要沖冷水才覺得痛快，接觸排寒觀念以後，認真實踐，現在連碰冷水都覺得皮膚刺痛，這表示體氣提升，身體開始懂得自我保護。

輕症、慢性病、重症

輕症是指不影響生活功能的病症或突發性急症，例如感冒、腸胃炎等。這類病人的飲食應針對該症的解法，該怎麼做怎麼做。例如，受寒感冒發燒，得發汗解表、清淡飲食，腸胃炎應斷食水一兩天等。

慢性病即「長期治不好的病」，高血壓、糖尿病皆屬之。這些病必須從根處理，也就是從排寒保暖著手，飲食自不宜率性。

人到了**重症**階段，陽氣衰微到極點，心腎軸已無力轉圜，不但不可吃水果，就連蔬菜也不要碰，因為蔬菜多數性質寒涼。這時的飲食以容易消化吸收的五穀根莖類較為穩妥，務求溫養。

排寒反應階段

進入排寒反應階段，症狀可能一發好幾年，即使如此仍不可濫補濫清；尤其皮膚病，每年過了清明，就開始蠢蠢欲動，夏至、端午以後，汗皰疹、濕疹等有如野火燎原，一發不可收拾。很多人耐不住排寒反應的折騰，尋求或補或清的「治療」，以致功虧一簣。我自己過去沒有排寒觀念，吹冷氣、游泳、喝蔬果汁，生冷不忌，後來排寒保暖以後，皮膚病大發，清明剛過，吃了當季的鮮嫩涼筍，汗皰疹就爆發。但是在勵行排寒保暖多年後，現在偶爾嘴饞吃一點，都還過得去。

本書第二章〈排寒注意事項〉中「別讓誤食成為妨礙排寒進程的路障」，曾提到進入第六度心臟排寒的病人，雖是早已駕輕就熟的排寒老馬，卻因排寒反應中連吃了兩碗排骨肉，造成嚴重食積。進入排寒反應時，全身所有能量都應當用於排寒，千萬別再節外生枝，給自己找麻煩。

一位臉友在排寒過程中發疝氣，過去沒有疝氣病史的人卻發此症，很可能就是在排寒。我為他開了處方，但是他信心不足，放著十多天不吃，自己另外試了好幾位醫生的藥，都不見好轉，才回過頭來服用我的處方，體氣大增，一帖見效。幾天後，卻又說腹脹疼痛，我要他自己想想這幾天到底做了什麼？事後才知，他聽信青草店老闆娘的建議，吃了一碗木瓜和鳳梨。

排寒反應期間，想要安度難關，十二字箴言必定切實遵守，不能碰的就是不能碰。有時看起來好似虛弱，但其實是寒根尚未拔除，所以變症百出，濫補濫清都會誤事。調整體質是一段漫長的過程，要矯正之前的謬誤，何止三、五年功夫！

保持對自身狀態的覺知，唯有自己知道身體的需要和避忌

朋友從小吃蘋果就胃嘈雜、脹氣，總要難過好幾天。看過多位中醫，都說蘋果平性，要她多吃。她勉強自己至少吃了十五年。

吃蘋果縮百脈，何以卻被眾人奉為上乘，還是標準的探病慰問禮？這就是典型的寧可聽命腦袋指使，而不信任身體的選擇。身體都告訴你不要吃，卻仍然以頭腦抵制身體。食物有其性味，知其性也要知其味，蘋果雖是平性，其味卻是甘酸，酸

性澀收。這些資料都可以上網或在書上查到，《病從排寒解》書中也有諸多說明。

有人問我，排寒族夏天能不能吃寒涼瓜類？如果是沒有大問題的平人，又並非終日坐冷氣房的冰棒族，暑熱天不吃當季的瓜類更待何時？

歸結到底，飲食宜忌要看個人的狀況與反應而定，如果吃了不舒服，那就不能吃或少吃。只有自己才知道身體的需要，保持對自身狀態的清明覺知，自可把握所能承受的「度」。排寒過程中，進進退退是必然，重點是，要能覺察不尋常、誤觸禁區時，知道如何處理。

【排寒問診錄】

真想吃水果，務必酌量，切勿食冰凍高甜！

Q：水果真的不能吃嗎？如果不小心吃到或者真的很想吃，怎麼辦？

A：水果不是完全不能吃，要看你有沒有條件吃。前面提過，慢性病、重症患者，陳寒瘀阻嚴重，水果寒濕傷陽，當然不能吃；其餘輕症或平人，能不能吃呢？

1. 如果你一心排寒，即使輕症很快痊癒、即使平人吃了一時也不會怎樣，我勸你還是少吃不吃為妙，因為陳寒在裡錮結難解，何苦再增新寒，又添負擔？

2. 但有一種情況，陳寒錮結、瘀結難化時，會在體內產生局部發熱，也就是西醫所謂慢性發炎的現象，這時會想吃些寒涼之物消炎，這非治本之道，但若需要亦無可如何，只能酌量，切勿食冰凍高甜！

3. 一般人若應時應景，真的很想吃，這個欲望太強，那就酌量吃一點解饞。自己要覺察身心堪能承受的「度」，而不僅是被流俗、欲望帶著走！（其餘重點請參見三采文化出版《病從排寒解》第五十五頁。）

Q：昨天在田間趕進度除草，體力過度透支，夜間無法入眠。早上醒來感覺沒有充分休息，像是半夢半醒，耳道凸出，平常小指一個指節可伸入耳道，但體力透支後，用小指觸耳道像是凹凸不平狀，為何如此？以前常會在馬拉松或單車賽後太累，出現徹夜難眠，耳道凸出、牙齦腫脹（自牙齦排寒後，就不曾出現）、全身性發熱等現象。請醫師解惑。

A：過度透支，陰虧太甚。杜仲茶當然可喝。吃一些養陰之物。除了米油，山藥、銀耳、百合皆可。也可打溫熱酪梨牛奶喝。千萬不要透支，你太自我苛求，甚至沒有「我」存在。不要這樣，允許自己做普通人。

得到回覆之後，臉友再回：「醫師說我自我苛求，太準了。喝了溫熱的酪梨牛奶後，睡眠馬上改善，身體充分休息後，精神好許多。因體力透支，左肋腹腔悶脹，喝酪梨牛奶改善超有感，也喝山藥湯。」

短時間內過度勞累，不論用腦或體力勞動，如馬達瞬間高速快轉，摩擦生熱。這個「熱」傷精耗血，陽氣升動外散，導致「氣有餘化火」，以致出現陰虧，如失眠、經少、口舌生瘡……這是陽氣尚旺，而一時津液遞補不及，所以平常少吃的寒濕食物，如牛奶、木耳，甚至某些水果，皆可用來救急。但若長期虧耗，寒濕加重，陰陽俱虧，可就形成痼疾，沒那麼容易料理。

Q：我一向不太喝牛奶。一來喝了胃部不適，隨後又可能口臭，二來牛奶寒濕，但早幾天開始卻忽然想喝。今午喝了點牛奶，感覺很舒服。傍晚突然排便（我極少午後排便），感覺很舒暢。其實早一段日子就想喝牛奶，但怕寒濕，所以沒喝。經過這次，好像明白「胃喜為補」及隨心的意涵，沒必要苦行。

A：身體狀況與時氣、地氣有關，時刻變動，自己須敏銳覺察，俾能明瞭身體需要，伺機微調。自己覺察要夠，我就怕一些死腦筋抱著當教條，不會隨機應變。只是，切記「過猶不及」。

第

7

章

穿著保暖重點

調節體感溫度覺，是健康人體本具的能力，

而非創造一個恆溫環境，或用人為的冷暖器來調節。

執行排寒保暖後，會慢慢恢復知覺，

不只體覺，五感也都會清明提升。

1 只知排寒，不知保暖，事倍功半

排寒和保暖同等重要，只知排寒而不知保暖事倍功半。排寒保暖，主要還是身體要暖，減少寒邪入侵致病的威脅。穿暖是基本條件，排陳寒要先杜絕新寒氣入侵，全身做好防寒防護，時機成熟，身體自會啟動排寒機制。排寒族只要專注於「排寒、保暖、發汗」，把寒氣排掉即可。務必要保暖，身體才能保溫進而升溫，加速排寒。

排寒第一定理：有一分寒氣，就有一分蒸汗。出汗是在排寒，寒氣排空，自然不再冒汗。所以保暖是王道。任何人若於此處有所疑惑，必生阻滯，通常趕快「散熱」脫衣服、開冷氣風扇，總之，就是要阻擋那個「排」的勢頭。於是，寒氣就這樣硬生生被壓回去，寒氣悶鬱在內，人更煩躁、怕熱、好動不安；有些開始出現其他症狀。然後，各種胡搞瞎搞亂治誤治，比如皮膚癢就冰敷抹類固醇、開冷氣、工業用大風扇狂吹……寒氣就隨地亂竄，「病」於焉而生。

為什麼要保暖？從出生到現在，身上已累積太多陳寒。排陳寒都來不及，假如每天還在受寒，陳寒要何時才能出清？所以保暖就是避免新寒氣繼續疊加進來。看到進來診間的小孩，流著鼻水、身穿如睡褲般的薄褲，早上還打噴嚏，大人讓小孩長期穿這麼單薄，身體必須耗費很大一部分能量應付這些寒氣，小孩怎麼長高長壯、怎麼睡好、怎麼穩定情緒？

不只小孩，那些習慣穿著涼快、貪涼吃冰、脾氣暴燥的大人，一樣是處在陳寒冰凍的狀態，所以情緒起伏不定、很難與人溝通。儘管形寒飲冷，許多年輕人看似無事，那是因為年紀尚輕，陽氣還足以敷應，等到一定年紀，臨界點到了，大家走著瞧吧！

小兒及年輕男人陽旺，少食生冷、少吹冷氣就有機會啟動排寒。中年以後透支過度，無論男女都需要補充能量，保暖即是最簡便易行的方法。保暖本身就是一味藥，切勿以其輕簡而疏忽！

要謹記「寒氣始終清不完」、「元氣始終在耗散」，因此要先整飭好自己，把自己拉上來，就先好好保暖，溫通行氣，大道至簡，卻蘊藏無限生機，重點是，你總得開始，並且落實執行！身體在溫通之後，有了足夠能量，就會自行調整。

排寒族並非怕冷而穿多，但若穿得比需要還多，那多出來的就是一味藥——溫通身心，毋需額外耗費的好藥，不必待病已成再去求醫。排寒保暖實在是人人可執行的治未病良方啊。

2 不只不冷，還要有暖意

保暖不是自己覺得不冷就好，那是不夠的，因為身體可能還是持續在受寒，我對於保暖的定義是：「不僅覺得不冷，還要覺得暖和。」只要你確實執行過，就知道不冷跟暖和，其中的區別完全不一樣。

因為我們要把它當作一味藥，所以一定要穿更多，多餘的部分才是藥。多到什麼程度？吃藥後進步神速的病人都很會穿衣服，他們採取洋蔥式的多層次穿搭，能多穿一件就不少穿，經過他們身邊，有時會聞到微微汗酸味，那就對了。

提振陽氣和保暖須併行，而透過後者可以提升前者的陽氣熱能。五年前的我，保暖衣著還沒穿這麼齊全，夏天看到病人戴毛帽穿羽絨衣出現在診所，心裡想：有這麼誇張嗎？後來看到病人，那很聽話、照規矩來、服藥效顯的，都是衣服穿多的人，甚至有時還散發微微的汗滲味。我開始檢討，若不注意細節，新寒很容易在不經意間疊加上來，那有餘裕排陳寒啊？於是我也開始加強自身的保暖。

這是一場以身體為標的的集體臨床實驗，我說過，排寒是以「年」計其功，夏日厚裘應該只是表寒散盡、陳寒浮現的階段性裝備，主要是防夏日無所不在的冷氣，接下來還會有不同的發展。**穿得暖，甚至進而增溫，毋須浪費能量排表寒，才能撙節有效資源，集中處理深層病灶。**

幾年前，我從夏末執行穿兩件長褲、三雙襪子以來，身體開始排脖子的寒氣，那是小時候常扁桃腺發炎，祖母把白蘿蔔磨泥，兜在布裡裹著敷脖子，說是消炎，其實根本是再受寒。就這麼著實發了一陣子癢疹，我沒理它，也過去了。接下來排前胸領口的寒氣，以前夏天愛穿小可愛、薄外套或無領外衣，上捷運或有冷氣的地方頂多再搭一條披巾。這下好了，這敞露的部位發了好幾個月疹子，開始夜汗大汗後，狀況好很多。現在出外必定繫領巾（秋冬就高領或加圍巾），這是在常溫空間；若要進入冷氣房，少不了還要裹圍巾。

保暖、增溫，加緊排寒——改變穿著，終止疾症的第一步

給李醫師看診也五、六年了，全家一直努力實踐排寒。雖然平時注意進出冷氣房的衣著，但難免還是會受到寒氣，只能靠著多穿衣物來保暖。從父母家搬出後，總算可以自己決定不開冷氣，多了流汗排寒的好機會。老公有個很大的轉變，不論上班或出遊，都是穿著長袖襯衫，一陣子下來流汗情況減少，而且氣味也淡多了，白色內衣也不再發黃。

看著其他排寒信徒都在持續進步，心想我們也進步了一些。但在一次看診中，老公還是被李醫師念了一頓：不對，穿得不夠，怎能覺得不冷就好，應該要穿到覺得暖才行！這才驚覺，為何自己進步有限，原來是穿不夠暖，我們在保暖的認知上還有差距。

此後，老公坐辦公室和出差坐高鐵時都多穿著外套，也增加泡腳次數。加強保暖後，有一晚，老公所有排寒症狀（濕疹）又重新大爆發，腳趾縫癢，搓到皮開肉綻還流組織液，鼠蹊部、臀部大量冒出奇癢無比的紅點，抓到流血，血壓飆高，但

是第二天早上起來就不癢了。接著換成先前舊傷的膝蓋內側、腳踝關節開始隱隱作痛，而這些部位以前走排寒流程時已翻過幾次。

現在，老公的症狀已大幅減輕，血壓高的情況與次數都降低，對溫度更敏感，也更耐熱。飲食方面改變尤其最大，之前出差在外，難免無法完全忌口，原本不會有什麼反應，但現在已經變得完全碰不得了，只要吃喝到常溫的東西，就會以腹瀉收場。

經歷重翻一次的排寒之後，老公在辦公室更進階地幫小腿套上襪套保暖，也換上更厚的外套，希望能趕上李醫師的步伐，持續為排寒而努力。

文中主人翁初起因濕疹求診，這幾年屢次歷經大排，尤以去年夏天，血壓幾乎衝破二百，經常出現心悸、頭頸劇痛，幾近快中風的狀態，也都撐過。可惜坐高鐵僅穿長袖襯衫，以致新寒疊加卻不自知，這是最可惜之處。陳寒都還無力出表，那堪新寒又加？所以只要加強保暖，集中火力，排寒較易見功。**過程自是不免進退，此乃正常，耐心等候流程走過即是，不必以情緒恐懼威逼，排寒無法也不必趕進**

度，只能盡力，毋須較勁。

排寒以年計其功效，沒有個數載功夫，不一定看得出明顯成果，這位主人翁早已跟初來時判若兩人，還在往更好的路邁進。

不隨意露

天氣一熱，滿街都是露肩、露背、露胸頸，或是露腰臍的中空裝，下半身熱褲或五分褲露大小腿、七分褲或九分褲露腳踝……這幾年更流行各種長度的大褲管寬褲，還有露出腳踝、腳背的船型襪和隱形襪；女性穿著裙裝，下身涼風颼颼，這類穿著都得出局！

越怕熱的人其實是寒氣包覆，裡熱無法洩越，反而寒氣越重。生活中點點滴滴都可能累積寒氣，應避免短褲、短裙、低腰開衩、露背，雨天不要穿涼鞋，以免寒氣長驅而入。女生流行穿露臍的中空短褲，子宮受寒，又待在冷氣房，有些敏感的女性，MC量就少了。痛經、便秘、肥肚或長肌瘤的女性這麼多，不是沒道理，肚腹務必保暖。還有人喜歡嚼冰涼的薄荷口香糖，這也會間接降低身體的抗寒力。

臉友懷孕前，有很長一段時間膝蓋發熱腫痛，無法上下樓梯，外出看到蹲式馬桶就很想哭。她針灸近一年，針刀、整骨四處求醫皆無效。泡腳排寒一年後，現在只有不小心吹到冷氣時才會隱隱作痛。結果穿了年輕時買的破（膝蓋）牛仔褲就中鏢，舊症又發作！不過只是小露一下膝蓋，便舊疾復發，裸露招惹寒氣，威力豈容小覷。

頭涼足暖有深意

接連幾天霪雨不歇，病人穿短褲、短裙、涼鞋來看診。我問：「怎麼穿這麼涼快？」

他說：「下雨天呀！這樣衣服才不會濕。」

話是沒錯，但徒惹一身寒濕。我囑咐他們：「回去記得用熱水泡腳。」

在路上看到更多人，都是這樣的一身標準裝扮，無視天氣已經轉涼了。我只敢穿老土的球鞋，再著襪子，兩隻腳暖烘烘，一股暖流一直繞上來……

唉，頭涼腳暖，這是養生常識，大家怎麼都忘了呢？

「頭涼體自健，足暖身自安」，頭涼與足暖是一種相對的比較。**頭為諸陽之會，風氣上頭，尤應保暖**。機車族雖戴安全帽，唯其內空豁，仍須先戴一伏貼帽，始能收防寒之效。若戴不住是寒氣尚重，還沒調到平衡點，就慢慢等吧。

兩位臉友如此回應：

【案例1】

往年母親總是頭疼不斷，常常自己泡川芎茶緩解，效果有限。去年秋天因緣際會發現母親臥室有微微冷風吹頭，我幫她圍上保暖物後，隔天跟我說，睡眠品質較好，頭腦清明許多。之後，請她睡覺務必保暖戴帽，前幾天，老人家很開心地分享——頭痛迄今都沒發生了。我自己戴帽也很有感受，雖說下半身保暖很重要，但是清明的頭腦需要溫暖的保護，應是毋庸置疑。

【案例2】

廿出頭歲就很怕冷，每年只要第一道秋風吹起，手腳和面部就開始發紫。幾十年來，各種補藥方不知吃了多少，醫生也沒少看過，只要見到冬陽，就趕緊出門曝曬，非得曬到背部發燙，好似著火才罷休。但只要太陽一下山，強烈的寒意又立刻襲來。室內大型葉片式電暖器開最強，廿四小時不停歇，空氣已經熱到令人窒息，依舊感到陣陣寒氣從背後透出，夜晚幾乎無法入眠，捱到天亮才能稍微闔眼。

都說「頭為諸陽之會」，所以最不怕冷，但自己的實際體會卻完全不是這回事。額頭和鼻樑，即所謂T字部位，即使在暖冬的白天也凍到發疼，晚上必須用暖暖包覆蓋著臉取暖才能睡。在李醫師的建議下開始戴帽，並且穿多層長褲和襪子保暖。其實這幾年我已開始穿各種連帽外套，出門會把帽子拉上。李醫師提醒我，這樣並不足以保護頭部不受寒，應不分室內外都隨時戴著貼合的布帽或毛帽，再罩上外套的帽子。僅只是做了這樣的改變，並未服用任何藥物，效果竟天差地別。才短短兩個月，我的手腳常保溫暖，而且臉色不再發紫。年過半百，方才見識到只是多穿幾件衣物，竟比什麼治療都有效，雖頗有「千金難買早知道」的懊惱，但迎接中老年的健康考驗，感覺自己又多了幾分自信和底氣。保暖防寒，無論幾歲開始都不嫌晚。

頭涼足暖的基本配備，就是帽子、面罩、口罩與襪子，作用分別如下。

戴帽、戴口罩、戴面罩

報載金正恩廿幾歲就患高血脂，「騎白馬登白頭山」健康再惡化。當時，一見他沒戴帽在雪地騎馬的檔案照，就覺得根本非行家，如此不知自我保護。近三千公尺的高海拔，一般人都難驟然適應，遑論三高患者？三高，必然是寒氣凝淤，近似結凍態，不從排寒層層解開，根本難有活路。

《黃帝內經》說人的臉面因陽經所過，血氣暢旺，皮厚肉堅，因而較之身體不畏寒氣，可以不穿「衣」。可是我們的臨床經驗卻非如此。頭臉還真得適度保暖，尤其人工寒氣——冷氣、電扇，猝然加臨，不正之邪氣中頭臉，後遺症不少。

寒氣中頭臉，首先影響肌肉，其次神經、肌筋膜、血管，層層牽扯，可能造成以下顏面疾患：

1.偏頭痛、三叉神經痛、顏面神經麻痺（抽筋）。

2.中耳炎、耳積水、耳屎過多閉塞耳道。

3.眼疾：遠近視、斜視、鬥雞眼、針眼、眼皮跳動。

4.各種鼻道疾患，尤其插過鼻胃管或動過鼻中膈彎曲手術的那一側，排寒時不但排得特別厲害，而且反覆排。

5.口齒疾患。

6.面斑、疣、痤瘡、溼疹、皰疹、脂漏性皮膚炎、疔癤、脫屑、諸癢。

曾有女軍官、護士表示，工作儀容要求，無法戴帽。很簡單，戴假髮當帽子。男士所戴之鴨舌帽或打鳥帽，無法護住後頭風池、風府穴，應另作選擇。長年騎機車的病患，排寒時常從兩腮、兩頰、耳前後開始排，這是因為戴安全帽留有縫隙，風灌入之故。頭部保暖，對頭面諸疾非常有幫助。

這位臉友只是戴上「刺客」行頭，就大大減輕牙痛症狀：

牙疼已經四天，今日突然間靈光一閃：牙疼應只是在走排寒流程（平日有耙文，牙一疼就忘了），走完排寒應會改善才是，於是將閒置多時的頭罩套在頭上（原本準備今年冬，東北季風強時使用）。約莫經過半小時，頭部微汗，整個頭臉頭的肌肉緊繃頓時緩解，咬合疼痛立刻減少百分之卅到四十。

傑克，這真是神奇耶。牙疼起來六神無主，卻因局部加強保暖起了莫大效果。未接觸李醫師部落格衛教前，才因為牙疼而拔牙，牙醫師要求進行牙周病療程，我只問一個問題：「做完療程能根治嗎？」他無法正面回覆，只說要看個人保養情況而定。因無法保證效果，所以我拔完牙就走人。牙不疼後，心情變美麗許多，對於排寒過程信心加倍，感謝李醫師的衛教文章，發揮即時功效。

另一位臉友的分享，也令人嘖嘖稱奇：

上週寒流期間，頭疼耳朵疼，夜深越難受。以吹風機吹頭部，再戴上雙層毛帽，不知何時就入睡了。頭部包緊緊保暖後，眼睛爆過大片血絲布滿眼白，同事怕我中風，一直要抓我去眼科和急診；然後就是為期一個月的不斷流眼淚；頸部及背部出現比落枕痛千倍的拉傷感；耳朵裡面發脹，右牙床疼。總之，保暖升級，處處有驚喜。

這位臉友的保暖試驗心得很值得參考：

炎炎夏日，我不管在室內或室外，全天穿戴保暖。試驗的感想是，加戴帽子有非常顯著的保暖作用，只要一戴帽，就會覺得耳鼻非常清爽，呼吸無比通順，空氣中的寒涼氣都被我體內飽足的陽氣消融，身體絲毫沒有寒濕負擔。但如果沒戴帽子，慢慢會有鼻涕塞住耳鼻，呼吸也沒那麼暢通。我剛才加戴了一條脖圍和裹到膝蓋的襪套，馬上覺得腸胃開始運作起來。加強保暖讓身體代謝變得更好，健康原來可以這麼輕鬆實行與獲得，比花大錢長久吃藥實在好多了！

不少人和以下這位臉友一樣，討厭戴帽、穿有領子的衣服，說這樣很悶、很拘束，看看他的經驗，或許你會改觀：

我從前只要戴帽子就一定悶熱頭痛，穿有領子的衣服也會頭痛，現在排寒保暖後，排汗部位以頭部、肩頸上背為主。最近發現，人體的頭部其實很怕冷，去看電影時已經做了全副武裝，但是沒有戴帽實在差很大。戴上帽子後身體暖得很快，然後鼻水就停了。現在漸漸覺得戴帽子、穿襪子、披著毛巾護住脖子都是很舒服的事，雖然別人看我的裝備以為我虛弱，但實際上我全身都是暖和的。

有的人戴帽子容易出現黏膩感，這是溫暖加速排寒的階段性狀態。另一種相反的狀態是保暖溫通，新寒少入，頭皮頭髮乾淨的狀態可以維持更久。

至於戴口罩長痘子、過敏，這是在排寒，終會自行消失。可用薑米酒水溫敷，或是泡腳、泡澡等，透過增溫加速排寒，縮短過渡期。

穿襪

腳掌前三分之一的湧泉穴，是腎經的原穴，像噴泉一樣把腎氣噴發上來，所以腳的保暖比什麼都重要。寒從腳底來，要顧護腎氣，襪子可以多穿幾雙，若腳總是冰冷，可以在襪子下面加個暖暖包，充分保暖，提高身體溫度；血液循環變好，整個人自然放鬆。有的人回到家以後換上拖鞋，也不穿襪子，甚至直接踩在冰涼的地板，任由寒氣循經而上。近幾年有所謂船型襪、隱形襪，裸露腳背、腳踝，都是保暖大忌。

我的護士病人回報說，她在冷氣房穿五雙襪子，足底筋膜炎疼痛未作；從事廚房工作、鎮日在高溫高濕環境下工作的自助餐老闆娘，患有嚴重香港腳，長年只敢穿通風的涼鞋。我建議她改穿襪、穿包鞋保暖。她原先懷疑自己能否穿得住，只敢先買一雙純棉襪，外加一雙便宜的布鞋試試，不料第一天就見到成效，令她喜出望外。穿鞋襪在廚房工作不僅不覺煩熱，十隻腳趾多年脫皮發癢、流液的症狀減輕，讓她信心大增，開始成為大熱天也穿鞋穿襪的死忠排寒族。

腳距離心臟最遠，若不給一些熱能，它會很辛苦。許多人被灰指甲、香港腳、疣、溼疹、汗皰疹所擾，甭動不動就吃藥，先從保暖開始吧！

以下臉友分享許多穿襪保暖的好處：

【案例1】

按照李醫師的方式保養快一年了，開始穿襪保暖後，腳趾縫長汗皰疹也半年了，常常癢到抓不勝抓，抓到破皮流血；奇怪的是，癢發作的時間多是不穿襪的時候。最近悟出，這可能是保暖奏效，讓寒濕從腳趾冒出來，而這可是體氣上來開始排寒的好事！

【案例2】

我先生喜愛跑步，但是很容易腳抽筋，試過很多方式，運動前熱身、換不同跑步鞋、看書上網學習正確姿勢都於事無補。我常跟他說是寒氣，他不信，睡覺還穿短褲，雖然蓋棉被，但仍免不了寒氣。後來學乖了，睡覺時穿厚襪，雖然還是短褲不變，但至少走路不再動不動腳抽筋。

3

保暖的要領

上半身如何保暖？

「背為寒氣通道」，督脈及四條膀胱經行背，背後受寒心肺都受傷，影響非同小可，護住背能減少一大半受寒機率。

若不得已必須受風，寧願反轉過來，以前面正對，至少還有包包、手臂可幫著擋一些風。脖圍、背心、領巾、手套、大披肩、圍巾，都是上半身保暖防寒的必備工具。

即使是夏天，也要戴帽、繫小領巾。有時不及應變，若有頭巾或領巾、大手帕護住頭頸咽喉，至少降低受寒的風險。而一般容易忽略的手套，其實別有大用。

戴手套

排寒排到一個階段是「冬天不怕冷，夏天不怕熱」。保暖是必要的，但也要穿得活動自如。在台灣，冬天穿的衣服跟夏天差不多，因為夏天有冷氣，如果在家裡當然可以自在一點，穿件薄衫、棉褲也就夠了。除非你要多穿加溫，就是當你要把衣服當作一味藥來使用時。

住北海道的臉友，手開始排濕疹，我建議他戴手套。在冷氣房戴手套是保暖，在平常戴手套是增溫，增溫就是一味藥，只是夏天戴手套會讓人以為你是怪胎，但其實戴手套如同穿襪子。戴手套保暖的道理就是增溫，增溫後，手會開始排寒、大出汗。

有病人心血來潮開始戴手套以後，曾經受傷貼清涼藥膏的寒氣全部排出來。寒流來襲之際，我去內觀做法工，人家教我手套裡頭先穿一層棉布手套，外面再套塑膠防水手套，這樣比較保暖。環境允許的話，儘量用溫水洗東西。說起我們這一套排寒，真的還蠻嬌養。

大約五年前，扭傷右手，當時手完全使不上力，家人拎去急診打止痛針，後來復健針灸、貼痠痛貼布，折騰好一陣子，慢慢不痛了，就忘記這件事。直到今年初，莫名想要戴手套保暖。戴了手套以後，右手腕變得怕冷，之後就腫大，不能出力，之前掛急診的痛感又回來了。五年前還可以如廁擦屁屁，現在完全只剩左手有功能。當下立馬將三副手套全數戴上保暖，紅腫的部位正是當時不斷貼痠痛涼感貼布的位置。後來發燒、出汗，手腕及下臂大量排汗，過了兩天，手就不痛了。

慎用發熱衣

化纖材質的發熱衣，散熱差，無法靈活調節寒暖，若對溫差敏感的排寒族，不適合作為最裡層之穿著。排寒族吃熱食或在溫暖的空間，即使冬天，照樣排汗散熱。所以那種因應棉布漲價而推出的化纖保暖衣，其實是給不會及時調節溫差的「機器人」穿的。

某病人到大陸東北長春訪親，彼處室內（暖炕）外（冰雪）溫差極大，以致進出都須隨溫差忙著穿脫衣物，而當地人卻在極熱之室內，照常穿棉襖（出外還有厚外套）。

這是因為排寒族對溫差敏感（那怕只是一度上下的升降，馬上察覺），身體即刻反應，必須立即採取因應措施，所以適合洋蔥式穿法，不然難保不會出現冬天中暑的反常現象。若要穿發熱衣，可作為中層之衣物，防風且能鎖住體熱❶。

下半身如何保暖？

很多人上半身層層疊疊穿很多，下身卻只穿一條褲子，還七分、五分，未免厚此薄彼。一位八十五歲住三峽的阿伯，自己一個人坐捷運來看診，身上只穿一件短袖，我說車上冷氣冷，這樣怎行？還好我摸出一長袖襯衫給他。

下次回診，他說晚上一直夜尿。夜尿跟寒氣絕對正相關，我摸他的西裝褲，薄如紙張，時值秋涼季節，年紀大加上腎虛，這樣穿怎會暖？即使多穿兩件褲子，

❶從事高度體能活動，無法即時更換汗濕的衣物者，則另當別論。

也要把身體保暖好才對。所以我經常為病人做服裝儀容檢查，診所常備衣物，臨時有狀況，就可以給患者穿回去。

下焦腹腔疾患者，尤其要加強下半身保暖。處理婦科、男科（攝護腺）問題，其實很簡單，注重下半身保暖，多穿幾件褲子或內搭褲。辦公室如果冷氣很強，加個肚圍、蓋條毯子，把下半身圍起來。女性常見的子宮肌瘤跟囊腫，除了情緒問題，絕大部分還是寒氣造成的瘀阻，治療就從這兩個方向下手，而不是說吃什麼藥可以治什麼病。如果你是新病表病，吃藥或許可以很快解決失衡狀態，可是要根本治療，就不能採取頭痛治頭的方式。

腰臀為身軀俯仰之轉圜所在，屬防寒重點，上衣或外套最好長過臀。北方人喜著大褂、長褂，可見一斑，如漫畫老夫子，厚背心、長褂、長褲，就是極俐索之裝扮。女生尤應重腹部保暖，腹圍、肚兜，都可適度擇用，或以暖暖包裹之。若著裙裝，儘可能加長襪及內搭褲（若無法穿內搭褲，多穿幾雙長襪）。褲裝最好，裡面亦應再著襯褲、內搭褲。

穿內搭褲、腹圍

幼兒園小女生穿小內褲、短裙，又經常坐地板，會覺得陰癢，實在是因為穿太少，不是什麼感染，用排寒理論來處理，只要穿暖和一點就好！

早年夏天的某日，我穿長洋裝與同事吃消夜，當年也沒有內搭褲，光著兩條腿，那時感覺一陣風從裙底刮過去，感受特別深刻，隔天就發作蕁麻疹。有個案例是穿著短裙的女性在冷氣房開會一整天，月經要來卻下不來、經痛。古時候，出外環境不利女性如廁，不得已得在戶外出恭時，會遇到風冷風寒，從下方長驅而入，現在的人則因為穿著過於涼快，面臨和古人同樣的問題。

女性有白帶、陰癢的困擾找婦產科醫生，通常只做表面治療，例如給予抗生素，並要求穿裙裝通風。很多女性一到夏天喜歡穿洋裝，你看古裝劇的女人裝扮，裙裝裡面總要搭長褲。我不建議排寒族女性穿裙子，愛漂亮可以，但是要加內搭褲，厚薄度視在戶外還是冷氣空間而定。以下是幾位臉友的分享：

【案例1】

最近兩隻腳一直覺得好冰冷，這種大熱天，沒冷氣也會冷，溫度摸起來不冰，但就是一直感到冷，穿了襪子才覺得舒服。想起以前住台北常下雨，進了辦公室，高跟鞋都溼了，但不知道該換掉，公司也不允許穿拖鞋，於是穿著溼漉漉的鞋在冷氣房裡冰凍著。

【案例2】

下半身保暖總是被忽略，現在想來，我今年夏天穿的絨毛褲配內搭褲，就是原本冬天穿的。加拿大冬天可是經常攝氏零下廿多度啊！難怪我腿上的贅肉無論怎麼排寒都輪不到它，原來是新寒都排不過來，那能輪到排陳寒。今年夏天加強保暖（不是自己主動想保暖，而是不穿就覺得冷），腿部開始狂流汗。過了瘋狂發汗的階段後，以前不管何時摸上去都冰涼的大腿，現在是溫熱的。

【案例3】

昨日換了件冬天穿的防風厚褲，馬上明顯感到尾椎骨有股寒氣竄出，之後竟然覺得更冷，頭上加戴一層純棉帽子。今早起來又感覺很冷，把薄外套換成厚外套，腹胸處還多一層棉布保暖。此外，自去年孕期開始至今，我的腹部保暖裹巾一直都還繫著！原來，以前雖然穿得不冷，但其實保暖還不夠，希望穿戴更加溫熱後，舊疾早日排出，從此根本復原。

【案例4】

拜讀李醫師的排寒衛教，從遵守十二字箴言，並開始一連串的過程：喝溫開水、穿長袖長褲、加戴帽子，睡覺時再加襪子、手套，今天又加上內搭褲，每個階段都是逐步加上一個裝備。每加上一個裝備，其中層次感分明，箇中滋味恐怕只有當事人方能知曉，今日加上最後的內搭褲階段（穿兩條褲子），頭腦更為清明，注意力輕易便能集中，不再像以前的昏沉混沌不明，前後之落差無法用言語來形容。在未排寒以前，每每到秋天即明顯手腳冰涼，頭腦昏沉，今年已改善許多。

長時間待冷氣房怎麼穿？

調節體感溫度覺，是健康人體本具的能力，而非「創造」一個恆溫環境，或用人為的冷暖器來調節，這些都是掩耳盜鈴，不究竟。但人體被壓制太久，根本忘了本來面目。執行排寒保暖後，會慢慢恢復知覺，不只體覺，五感也都會清明提升。

十幾年前曾在隆冬抵達北京，彼時溫度約攝氏五、六度，當時穿著笨重羽絨衣，覺得好冷。這兩天台北急凍，且南地濕冷，重著程度理應更甚北京，然我卻無太大感覺，並不覺得冷到那裡去。其中關竅在於，寒氣釋放與體氣提升，所造成的差距。

體表柔軟、表寒堆積較少的情況下，一有外襲，很快啟動排除機制，內外暢達，極少淤滯，所以對冷熱兩端的耐受閾值都提高，既不怕熱也不怕冷，所怕者只是人為不正之氣。

這狀況是，夏天能排汗瀉熱，冬天體氣足四末溫暖，只需適度保暖，護住諸關節、頭頸等風氣易襲之門戶即可，所以反而不似從前厚衣重裘。氣候極端變化，將來肯定只有「排寒族」，才能肆應裕如。**夏季長時間待冷氣房，也應比照酷寒氣候的穿著要領辦理：**

1. 頭部當然要戴帽保暖，尤其是在冷氣房，不只是普通材質的帽子，要厚刷毛才夠。毛線編織帽易透風，內須加布帽。
2. 高領（內搭衣、毛衣、厚T），或脖圍、圍巾，都是顧護頸項的法寶。
3. 若是體氣足反應靈敏之排寒族，內衣裡可襯一條吸汗之毛巾，若流汗只須抽換毛巾即可，毋須額外穿脫費事。
4. 足部保暖未可輕忽。寒氣由下而升，切忌光腳踩地板，注意時時厚襪裹足。

室內外溫差大，在冷氣房當然要保暖

有個拼命要脫孩子衣服的天兵家長問我，孩子變得不愛吹冷氣，很高興在想也許是體寒改善了，但孩子也變得很怕冷，在冷氣空調環境常覺得好冷，其他人卻不覺冷。為了給孩子保暖，待冷氣房時幫他加長袖，但孩子還是說不夠，家長因此懷疑孩子到底是體質變好了，還是變差了？

大人寒氣重，請勿以自己的熱感來揣度孩子的狀況。你們因為寒重，所以極度怕熱；而被養壞的孩子，因為寒氣重，所以一直發汗。冷氣本就不正常，室內外溫差好幾度，穿一樣的衣服，豈不是很怪？何況在冷氣房穿再多，都仍有寒氣。這冷氣房內外的溫差，大人沒感覺，但孩子體氣上來，感知敏銳，可家長沒排寒，還很怕熱，所以無法同理。我們夏天就這樣穿穿脫脫，甚至懶得脫，也不會流很多汗。尤其若是在冷氣房一待好幾個鐘頭，就必須著寒流來襲的重裝備，否則根本抵擋不住。

出入各種公共場所的排寒保暖（賣場、餐廳、學校、修行場所等）

沒注意保暖，日積月累寒氣上身，這是一般人，包括我自己，經常犯的毛病。平常在家、在診間連冷氣風扇都不吹的我，僅短時間搭乘交通工具，暴露在冷氣之下，捱一下也就過了，所以圖方便，之前頂多只帶披巾（帽子領巾一定有，厚背心也少不了），去超市購買也速進速出，一般也還好，沒想到某日在百貨公司那個寒冰地獄，前後待了八個鐘頭，差點要我的命。原因是疏忽。

因為少有長時間待冷氣房的經驗，所以只穿一件厚長背心，戴夏天的布帽，搭一件披巾防兩臂受寒。剛吃完飯時，完全無感；然後東逛西逛，漸漸就不行了。那布帽完全頂不住，頭痛、身體發冷。下半身因為球鞋裡穿兩雙襪子，牛仔褲很厚，大致還好。

沒想久待冷氣房這麼可怕，開始吞暖藥、朋友給我的兩匙粉藥，加現買的及膝連帽保暖大外套、再加上毛帽，總共三層帽子。身體還是冷，然後繼續走行程，汗稍稍滲出，才有點暖意。

回家趕緊泡澡。朋友說，所以那每天待冷氣房上班的，回家當然要泡腳發汗啊。她是信徒，調了一年多，體型都改變了。她穿超多，下身還搭雨褲（裡面是排汗保暖褲），因為經常在冷氣房上課開會，所以清楚該怎麼穿最保暖。這就是為什麼說，**排寒族冷氣房保命，必須寒流來襲重裝備**。

寒氣襲人，在不同人身上，以各種方式表現，不一定是我們熟悉的上呼吸道症狀。輕則煩躁易怒，特別拗，很難溝通，或口乾舌燥，特別想喝水、手足心發熱、便秘、脹氣。中則各種痠痛、睡眠不酣（輾轉反覆、易醒、多夢驚悸）嗜臥、莫名疲累至極、眩暈、嘔吐。重則各種血症：包括五官、七竅科疾症。

在冷氣空間待幾個小時以上（尤其百貨公司這種強冷），已經非羽絨衣或寒流來襲的防寒外套不足以奏功，這慘痛的教訓，讓我夏天出門必得加倍小心。

星期六連著幾個病人，都是寒氣堆疊所致的不適，先泡腳發汗去。當天的寒氣當天排，**出門回家第一件事，就該泡腳發汗，把當天的寒氣晦氣邪氣清一清，那裡能夠繼續吹冷氣，身體根本沒有轉圜休息的空間。流汗爆汗都是因為白天吹太多冷氣，正是「有一分寒氣，就有一分蒸汗」**。上班族在冷氣的寒冰地獄一待就是八、九個鐘頭，即使是夏日，穿著規格也必須是「寒流來襲重裝備」。

光是一個保暖就有很多學問，勿疏忽細節，千里之行始於足下，涓滴努力，日久俱見成效啊！

搭乘交通工具，如何排寒保暖

搭乘交通工具，冷氣風口對著座位猛放送，溫差劇烈，寒害尤甚。我們出門會帶大包小包行頭，在上公車、捷運前先把配備穿妥。

排寒族出門的標準裝備有：厚外套、帽子、圍巾或披肩、汗巾（毛巾），以上依季節有厚薄之分。保溫瓶必備（裝溫熱水）。

進入溫差大之處，先行加衣；後項膀胱經、督脈所過之處，尤須保暖；室內避免冷氣冷風直灌，連帽T或薄帽為夏秋必備之物。女生避穿露臍、露大腿的短褲，以免風寒趁隙入子宮。

病人說，為什麼搭火車一回台北，鼻水狂流、噴嚏不休，還鼻癢眼癢？我說，是火車車廂冷，沒戴帽子，一遇溫差，就開始排寒氣，那讓它排啊。如果吃西藥，鼻涕不往外流，往內倒流，寒氣留內，積小成大，久之必為患。

臉友分享，兩歲多的女兒搭火車、飛機等長途大眾交通工具，皮膚都會乾燥變白發癢，西醫稱異位性皮膚炎。為她噴保濕水、擦椰子油都不見效，看過我的文章之後頓悟，趁女兒睡著時就用絲巾蓋在臉上，一路ＯＫ！

某臉友回應說，夏季台鐵的車廂冷氣非常冷，搭長途猶如被冰在冰箱數小時，可以理解為何穿著如此大陣仗。還有病人這樣陳述自己大病後的體悟：

這次重病後出門，所有重裝備包括長及膝和拉鏈拉到下巴的羽絨衣不可少，兩條長褲，內搭褲還是發熱褲，帽子頭上有一頂，再加外套連身帽，然後是羽絨衣的連身帽，確保風進不來及保暖。

前天在捷運站內一位老伯伯，打量我很久後靠過來說，你生重病嗎？現在這種大熱天你穿這樣！老實說，之前我的身體當然無法敏感到此境界，這次大病好了後，身體非常敏銳，一次晉階好幾級。但即使重裝備，無處不是超強冷氣，尤其進出稍一不慎，喉嚨當下就怪怪的。除了吃暖藥，現在每天晚上必定要洗熱水澡和泡腳，身體出層薄汗後，喉嚨就好了，才發現之前身體根本受寒了還不自知，累積到大爆發，現在想來非常恐怖。如今未病前就能發覺，立馬清理，光這點就覺得自己賺太大了，當然大病好後，發現賺得還不只這些。

釋迦牟尼佛難道是在冷氣房成道？

從未有過盛夏溽暑閉關的經驗，這次禪修翌日早膳後，發現禪堂兩側壁扇，竟以極大風速旋轉，簡直令我驚愕莫名。由於此次蒲團座位被分配在近窗外側走道旁，正好在風扇旋轉半徑最大風速的範圍內。我夙來避風如避箭，於是選了一個兩座風扇之間、窗戶旁的座椅位，那高度及距離正好避開風徑，權充暫避之處。

沒想到下午冷氣大開，後方兩台直立式冷氣，出風口直接對著走道外側這兩排同修的背後襲來，如兩道森冷的劍風，且寒氣下降，越近地面越冷。習慣坐蒲團入靜的我，做了萬全的準備，披毯、護腰、帽子，脖子上擦汗用的汗巾也權充圍巾。就這麼著，在三伏天裡，聽到其他同修斷續傳來此起彼落的鼻涕抽吸聲、咳嗽聲……誇張的是，前方還有一台大風扇對準一位坐第一排的法師。

這樣將就了兩天，由於禁語，也就無可如何。看到一些同修僅著單衣，紋風不動地坐著，有點暗暗替他們擔心，這風寒之氣可不是隨便玩玩的。

第三天，早齋時，一位遲些進來的年輕女眾，大約走得熱了，一進來，「啪」

地打開壁扇——連吃個飯也要吹電風扇？我立即移位，以行動保護自己。

之後，我跟主辦單位❷說明，靜坐時，這種強度一致、反覆直吹的「剛風❸、大剛風❹」，屬於不正之氣，不是輕緩的薰風、和風，極其暴烈，有礙人體健康。

風寒之害人，我早已反覆陳言，所以聖人避風，如避矢石焉。但處當今之夏，因有冷氣冰箱等科技產物，乍冷乍熱，為禍百端，冷熱失調者眾。事實上，怕熱者乃因陳寒錮表，如鐵甲武士，以致裡熱無法洩越；許多怕熱者，其實都有鼻塞、頭痛、肩痠、皮膚癮疹等輕重不一的寒象，且清涼唾手可得，因此感知鈍化，煩躁索求，不欲寧心，果真忘了「心靜自然涼」的古訓？何況，靜坐時氣脈流通，風寒更易侵入，所以冬天打坐，坐墊、披巾、蓋腳布、覆腰布、帽子都要備齊。夏天容易疏忽這些細節，豈能再有人為寒害？

參加禪修課的臉友也有如此回應：

自從踏上排寒之路後去內觀，光是禪堂的風扇就夠讓我難受了。八月中開課第零天晚上，助理老師就宣布本期禪堂風扇會整日全開，於是我先備好兩條蓋腿毛巾。但即使穿著薄長袖加薄外套，上身披蓋腿巾，戴棒球帽仍不夠，最後加穿連帽防風薄棉外套才勉強止住冷汗，但鼻水還是不停的流……幾乎每堂共修完後都是立即奪門而出，完全待不住啊！

內觀靜坐務必保暖，冷氣開放必須寒流重裝備

師姐到某內觀中心當法工，因為禪堂幾乎都開冷氣，法工所住鐵皮屋也開冷氣，所以足趾濕疹大爆發，水泡脫屑流湯排膿。耳朵也非常不舒服。寒濕邪氣必然從最脆弱之處發出，尤其若該處餘邪始終未徹底解。

該內觀中心位處市區，旁邊學校經常有廣播干擾，有時有滷肉味飄上來，加上天熱，所以緊閉門窗，冷氣開整天。靜坐時全身放鬆，寒氣極易入侵。排寒族若參

---

❷早年參加來自泰國的「〇〇禪」。

❸剛風，八風之一，指從西方來的風邪。《靈樞・九宮八風》：「風從西方來，名曰剛風。其傷人也，內舍於肺，外在於皮膚，其氣主燥。」

❹大剛風，八風之一，指從北方來的風邪。《靈樞・九宮八風》：「風從北方來，名曰大剛風，其傷人也，內舍於腎，外在骨與肩背之膂筋，其氣主寒也。」

加此處內觀，因長時間且靜態待在冷氣房，請務必準備寒流來襲重裝備以及暖暖包，否則回去有你流不完的汗。除身披斗篷，裡面必加貼頭小帽，再戴厚帽，斗篷帽最外層。手也不能裸露，手套或厚布包覆。頸項腰膝保暖，自不待言。

再說不開冷氣時，也可能有風扇，所以得自己小心。其實觀熱觀嘈雜皆是觀，平等心對應即可，奈何有人捐冷氣，觀心自在，身卻拘緊！

在天氣燠熱的印度，修行人樹下打坐修行，為杜絕執著與貪戀心，必須天天換地方，不能因為某棵樹下特別陰涼舒適，就執守一處不變。修行就是要去除安逸與貪戀心，冰山都要融解了，禪修者就不能長養慈悲心，為地球降溫盡一份心嗎？還不到四〇度，又非老弱幼病，這貪涼習性不能面對嗎？如果一定要吹冷氣才能內觀，才能靜得下心，是否有違佛陀最初的諭示？

【排寒問診錄】

頭皮問題也是寒氣為患

Q：我頭皮屑多，看了皮膚科，換了好多去屑洗髮精，多年來始終無法解決，不知排寒是否有幫助？

A：頭皮問題幾乎是寒氣在排的各種狀態，讓它排，排完就好了。但要注意：

1.是否阻塞，路徑不通，這會排很久。

2.是否體氣不足，無法推陳出新，排得很慢，卻總不會好？

以下是一位病人的心得：

年輕時，我留著一頭長髮，天天洗髮，卻從不吹乾，家裡連吹風機都沒有。習慣在早上出門前洗頭，洗完用毛巾隨便擦擦就騎著摩托車上班去。夏天還好，冬天到了公司，頭髮還沒乾，同事還以為我淋了雨。年輕人，真是無所懼。哈！

吃了李醫師的藥兩個月左右，突然有一陣子頭皮瘋狂發癢，好多好多頭皮屑，而且每天都覺得頭好油，怎麼洗都洗不乾淨。李醫師說，是在排寒。這樣的情況大約持續了一兩個月吧，突然間不癢了，但是開始變得怕風，頭只要一吹到風就會痛，得隨身戴著毛線帽。然後我變得很不愛洗頭，這並不是我的決定，而是身體開始有意識，想到洗頭這件事就難受。

跟李醫師認識這九個多月以來，已經知道什麼叫做排寒氣、翻舊症了，因此對於現在吹風會頭痛的問題，也不再大驚小怪。反正，當初種什麼果，現在就得怎麼收獲。

有個正宗的建中堂寶寶，一出生就髮黑濃密，再大些，自己會做瑜伽體式，抱著我給的藥不放，非常可愛。兩年沒洗頭卻還乾乾淨淨，這一點都不稀奇。

那些動輒大汗淋漓的，都是寒氣很重，趁熱能上來趕緊大排，豈可立刻吹冷氣？寒氣少的，汗也少（跟體氣差或寒氣閉鬱不排汗或很難出汗是兩回事），是有寒氣需要疏洩才會大排，從這孩子身上可看得很明顯。許多人無法想像，若非身歷其境者，實難理解——不然古人怎麼辦？

卅歲男病患，服用中藥兩週後，掉出大量耳屎，第三週開始劇烈咳到全身痠痛，咳出黃痰，第四週咳止了，才驚覺困擾十年的頭皮屑也都沒了。

臉友分享自己異位性皮膚炎病情最糟時，掉髮掉到圓形禿，接觸排寒保暖文章以後，即知即行十二字箴言加上保暖，某個月後頭髮慢慢開始長回來，現在擁有一頭青絲。她當時還以為掉髮是營養不良，結果根本就是寒氣為患呀！

第
8
章

特定族群的排寒保暖要點

在冷氣房工作的人尤其要注意，
寒氣侵蝕無時無之，
一疏忽就上身，
因此必定要保持十二萬分的警醒。

1 女性的排寒保暖

育齡期

女子以肝為先天[1]，病理特點是虛、寒、瘀、鬱

女子以肝為先天，經水與胎產是女性生理特點，女性容易從「虛」、「寒」導致「瘀」、「鬱」，再衍生成「虛熱」與「實熱」病症。中醫學有個說法，女人一生數傷於血。每個月的月經來潮、生產，都會流失很多血，加之隨著潮汐而情緒起伏、生理變化等耗損的能量很大，所以中醫觀念認為「寧治十男子，不治一婦人」。從古至今，女生受到社會、文化各方面嚴苛制約，經常委曲求全，好好生存不容易。何況以前的醫生大部分是男性，對於婦科病，醫病雙方都無法講得清楚。

女科四大病理特點——虛、寒、瘀、鬱，造成虛熱、實熱（局部的實質發炎狀

態），歸結主要是虛、寒造成的「瘀」，形成「鬱」的狀態。先講「虛」。女性十之有九貧血，這就是先天上血的量與質都不夠，供養自己的肉身都不足，還要去生小孩，等於是加倍的消耗。從這個「虛」開始，加上「寒氣」。

像我是隆冬臘月生的，媽媽得用冷水洗尿布。手天天泡在冰冷的水裡洗尿布，於心何忍哪。我還聽過一位太太，她先生、婆婆非要她手洗，不准買洗衣機，這其實是無謂的消耗。

一個國家要強盛，必須子孫綿延與成員身強體健，前提一定要把媳婦照顧好。你我的母親可能經歷被婆家虐待的處境，現代即使沒有婆婆虐待，也得要有丈夫的體貼，因為生養小孩多麼辛苦，很多女性是冒生命危險在繁衍後代。

虛，加上風寒，包括吃生冷，懷孕時因為吃不下，吃很多水果、果汁、豆漿等等。寒主「收引」，會讓人體從表到裡，肌肉、筋膜、血管、神經的組織緊繃；一

❶女子以肝為先天，典出《臨證指南醫案》，肝藏血，與女子生理特點密切相關。肝司血海，主疏泄，具有儲藏血液與調節血流的作用。

緊繃，氣血沒辦法暢通，形成「瘀」的第一步。

瘀，就是寒氣瘀結的狀態，久了會像河川優養化，又像枯水期堆積垃圾，魚蝦無法呼吸，除非等到大颱風來，大水沖刷才會乾淨。人的慢性發炎放久了，可能變成「急性發炎」，中醫稱為「實熱」，但這樣的「熱」，其實是「虛」的變形。

保暖觀念強調維持「陽氣不弱化」，有人說西方產婦不用坐月子、可以直接碰冷水，如何又如何，東方卻限制一大堆，覺得東方這一套就是陳腐，西方較為先進，沒有禁忌——但是，身體會告訴你要不要。

經水與胎產的生理特點——正常與失調之間

不同年齡、不同生命階段有其表現特質，不見得是病；然而，倘若身心有些失衡或過勞，就可能讓正常生理變化轉成疾病。女性常吃生冷，或是情緒緊張、壓力，導致經痛或月經不來，身體能量不敷使用，月經也會怠工。

如果是懷孕期，一個身體兩個人使用，現在的女性多數又得外出工作，本來的生理負荷就大，妊娠期還得照常工作，所以孕婦格外辛苦。本身若是條件比較差，懷孕過程就很危險，例如妊娠糖尿病、流產等各種狀況都可能發生。進入育齡期，開始生養小孩，已經不只是懷胎十個月的事，帶孩子的時間更長，它會是經年累月的消耗。

女性負有重大生育責任，如今人口越來越少，已進入高齡化社會，需要年輕人加入。現在的大問題是很多女性因為子宮寒，不容易自然受孕。雖然科技進步可以凍卵，透過人工生殖技術，做試管嬰兒，但房子（子宮）冷冰冰，環境沒有溫暖起來，胚胎可能還是沒法存活，屢試屢敗。

子宮寒的人可能經痛、腰痠、容易感冒、頭暈、手腳冷冰冰之類，什麼狀況都有；年紀大一點，已生產過的人，子宮下垂，寒而且虛，脾腎陽氣提拉不起來，包括胃下垂、漏尿都是虛寒，這完全可以用中醫的方式改善，但是需要很大的決心與努力，要跟一般世俗的傳統觀念唱反調。

子宮要暖，條件是穿著得保暖，不可露背、露臍，不著短褲、裙裝（或務必加內搭褲、厚襪）。要保持腎氣充盈，腳底湧泉穴得保護好，不穿涼鞋、拖鞋等。足內踝上四橫指處的三陰交穴，是肝、脾、腎三陰經的交會處，為婦科主穴，平日必定要用長褲、襪子充分保溫。

女子以肝血為先天，肝血要充盈，就不可熬夜。此外，喜愛從事戶外活動，例如游泳、溯溪等，容易招惹寒氣侵蝕，因此在戶外活動後一定要懂得調理，以薑湯熱粥，好好發汗，將入裡的寒氣驅趕出來。在冷氣房工作的人尤其要注意，寒氣侵蝕無時無之，一疏忽就上身，因此必定要保持十二萬分的警醒。

保持情緒平和同樣重要，情緒的無形壓力較之實質的寒氣更不易提防。有位女性一個月間長出胸部腫瘤，一問起，原來是家中有重大變動，讓她大動肝火，一怒之下，乳房忽然生出腫瘤。

年長女性

母親身處家族業力漩渦核心，扮演「犧牲」的角色，為母者的生活環境與作息，經常身不由己，他者優先、永遠照顧者的心態，恆常無法放鬆。諸多因素相加的結果，導致老母親常見病癥歸納有三：

1. 肝鬱血枯，例如睡眠不馨、煩躁、血脈不利所致之痿痺（各種疼痛）。

2. 心腎虧虛，轉圜無力，例如三高、中風、腦部疾患。

3. 寒極所致的各種虛瘀，包括癌症（本虛標實）。

而更年期是最後的轉圜機會，應儘量做到「十二字箴言」。如果母親有意願，可以讓她「泡腳」、「喝米油」，冬天可適度食用「山藥核桃粥」，夏天可喝「杜仲蓮藕水」。

身處業力漩渦核心，扮演「犧牲」的角色

每個家庭成員的組成，有他們共同的功課，母親是串起這些人的核心，角色功能就像一個箍，把所有人箍在一起，如果母親不在了，這個家就散了。在一個家庭裡，母親為了家人關係存續，讓大家能夠融洽相處，自己經常犧牲非常多。

而就算小孩大了，老母親還是會常常等門，這是永遠的牽掛。如果小孩的習性常搞到三更半夜才回家，回到家還要吃宵夜，母親凌晨還得起來收拾，這樣怎麼睡呢？長期下來必然肝血不足，血氣虧虛。

這還只是生活起居的小問題而已，若牽涉一整個家庭的業力，問題就更大了。例如，嫁到不負責任，或總是不停換工作／開展新事業的先生，母親會更辛苦。所以母親的角色不僅是生養，還有很多無形的付出。我常覺得每個人的生命，都是母親犧牲換來的。

他者優先、永遠照顧者的心態，恆常無法放鬆

母親往往是一個永遠照顧人的自我犧牲角色，沒辦法放鬆。

一位臉友提到自己母親總是講負面話，讓他無法忍受。我跟他說：「我拜託你，請你一定要聽她講。我們這一輩的人有很多資源，可以參加各種心靈成長課程，可是老媽媽有苦只能吞下去。她能跟誰講？跟外面的人講會丟人現眼，只能跟自己的孩子叨唸。一定要聽她講，不然有一天，她不在，你也聽不到了。」

中醫講肝藏血，肝跟情緒有關，十個母親有九個都非常鬱悶，不是被小孩氣，就是被先生氣。先生、小孩往往都對外人很客氣，對自己人講話卻肆無忌憚，盡情潑灑情緒，完全不顧念母親的感受。我們對家人應該多點禮貌，這不僅是關愛，也

是一種新生活運動。

肝鬱血枯——睡眠不馨、煩躁、血脈不利所致之痿痺（各種疼痛）

老母親因為長期耗用，血氣越來越少，就像枯水期的河川。血液量少，氣又不夠，沒辦法推動，血液可能變得黏稠，某一段循環過不了、鬱結了，就會痠、麻、脹、痛，甚至紅腫發熱，末稍可能冰冷或麻痺。以前看過一位病人，生產完後不能走路，這是血氣嚴重不足，其實用中醫好好溫養回來，完全可以治癒。

心腎虧虛，轉圜無力——三高、中風、腦部疾患

人要有充足的血量、血色，才能轉化為腎精。如果血枯了，那有精呀？我們所有的思考、創作，都需要腎精轉化，生小孩更需要精。兩精相搏，才能孕育新生命，它需要先天之精來運作，後天就得靠脾胃，也就是資生氣血的營養。

有位八十多歲的女病患，有C肝又肝癌，家人猶豫要不要讓她做化療。我的看法是，年紀這麼大了，一化療怕身體負荷不了。現在至少生活如常，能睡，還能到菜園種菜，就只是累、體氣比較差，吃飯時眼睛還得閉起來，因為太累了，走路不穩。所以我給她一點點粉藥，讓她慢慢養，至於癌症不用刻意去管它，不必去捅馬蜂窩。

癌症本身是本虛標實，身體處於虛寒狀態，但局部優養化。因為瘀變成鬱，從虛熱變成實熱。癌瘤之所以一直變大、熱毒瘀積不消，是因為我們沒給它管道清理，從周圍慢慢讓它疏通。

這位老媽媽的患處在肝，無法像一般皮膚病那樣，從發汗去解，得從大小便清理。我覺得只要維持她的生活水平，讓她比較舒服些，這樣就夠了。

大多數女性的中風都是虛造成，就是俗稱的「缺血性中風」。女性多半不好運動，四十歲以後能坐就不站，能躺就不坐。「肝鬱血枯」可能出現血脈無力導致的痿痺，身體有些卡卡，所以更不想動。經脈不力也會導致中風，因為血量不夠，腎氣也虧損，心臟沒有足夠能量將血液打上去，造成腦中風。

更年期是最後的轉圜機會

肝藏血，心主血，我們要有足夠好品質的血，讓它去分配、輸送全身。更年期是最後的轉圜機會，女性到五十多歲，其實還算年輕，有點體力，如果開始走排寒溫養的生活方式，至少不會繼續惡化。

更年期容易出現的燥熱症狀，其實也是肝腎的瘀與鬱造成，就是肝血、腎陰不夠。更年期未必一定有症狀，像我母親有吃中藥保養，更年期並沒有特別不舒服，可整體來講，身體還是在虧損狀態，幸好我們家不吹冷氣。

年紀太大的老人，心臟能量不足，如果氣溫已經熱到四十度以上，還是要開冷氣，把溫度稍微降下來，以免心臟負荷不了，只要不坐在風口下面就好。最重要的是遵守「十二字箴言」，然後泡腳、喝米油，身體還是有好轉的機會。

【排寒食療方】

山藥核桃粥、杜仲蓮藕水

有一種人陰虛到極點，形體消瘦，明顯是肝血腎精都不足。這種人可能會有虛熱症狀，若本身寒氣重，當然怕熱，如前面所講「瘀」變成「鬱」，產生虛熱。

有的人覺得自己不能吃補，不然會如何如何上火。其實並非不能補，只是身體的接受度比較差，不能一下子吃太溫燥，比如說吃羊肉湯。

你見過老人皮膚乾乾的，有很多紋路，眼窩暗黑凹陷嗎？這是極致的血枯狀態。這樣的人其實可以喝一點牛奶，牛奶滋陰。喝牛奶會生濕，所以排寒過程中一般不喝牛奶。然而，極度血枯的人可以適度喝一點牛奶，牛奶加紅棗溫熱吃，這是陰虛內熱時的處理。

更年期婦女適合食用「山藥核桃粥」。粥本身滋陰，山藥也養陰，核桃入腎，你看核桃的樣子像腦，可以補腦。

平常不妨喝「杜仲蓮藕水」，杜仲加蓮藕切片。蓮藕是水生植物，有洞表示有活血功能，在夏天，切幾片蓮藕煮水，不必調味，喝起來就非常舒服了。如果體質真的很虛寒，整個舌頭水潤濕滑（寒濕很嚴重），直接喝一點杜仲加肉桂粉就可以。

2 年長者的排寒保暖

年長者最易罹患之疾病（心臟疾病、肺炎、肺積水、老寒腿及髖關節退化）

六十歲以後心氣始衰，心臟功能慢慢變差。心臟是身體的馬達，心臟功能弱化，心肺功能不好，沒辦法把寒氣逼出來，所以天氣一變冷，老人家的身體就特別容易受影響，可能感覺有點不對勁，又說不上症狀，沒有年輕人受寒會出現的打噴涕流鼻水等表徵，讓人忽略嚴重性。這時可以趕快多穿衣物保暖，「泡熱水腳」，再吃一點熱食（粥），不必出滿身大汗，但有一點薄薄的汗，及時排解寒氣。

任何一種病的產生絕不會是突發，必定是長期、漸進累積的結果。因為老了，各方面功能弱化，天氣一轉變，對於寒濕的邪氣比較沒辦法處理，若得到流感，病毒長驅直入，甚至引發心肌炎、肋膜炎、肺積水等病症。

有的年輕時不注重保暖，可能喜歡在家裡光腳、穿短褲，造成寒氣羈留。而寒氣最喜歡躲在骨縫關節處，寒濕累積久了體力差，沒辦法驅散出來，局部還特別熱，西醫說「發炎」，中醫稱為「熱痹」。

這是久年的風寒濕造成慢性發炎狀態，並非突然發炎，若只用消炎藥肯定不會好。冰敷或許可以舒緩發熱症狀，暫時覺得舒服，可這種只重視眼前的治療，後果非常可怕。

「強腎壯腰」的要領就是保暖

「心氣始衰」，心火無法下蒸腎水，而另一個根源是腎的陽氣也不夠了，腎陽不足，沒有辦法帶動心的氣血運作，所以老人家最重要的是顧好自己的「腰」。

大家可以看到古裝劇中的演員服裝，在衣服外面還有一條寬版的護腰帶，背心長度到腳踝之上，整個腰腎都顧到。

你也可以準備暖暖包、紅豆袋（微波爐加熱反覆使用較環保），枕在後腰的

「命門穴」，肚臍下的「關元穴」、「氣海穴」位置（如第二三〇頁圖1所示）。這三個穴道一溫熱，整個能量就提升。襪子下面加個暖暖包，提高身體溫度，人暖了就放鬆，血液循環變好。暖暖包放多久都沒關係，重點是不要燙傷！

若渾身虛弱，覺得心臟快不行了，可以溫敷上背三伏貼所取穴位（風門、肺俞、心俞、定喘穴，本書以下統稱「上背要穴」，如第二三一頁圖2所示），讓整個人鬆開來就舒服了。

溫暖帶給身體能量，發揮強化體氣的作用。如果很喘，就在前面、後面都一起溫敷（切記不要燙傷）。當然也不必一次溫敷全部穴位，應視自身當時狀況來彈性運用。

寒氣、濕氣就像孫悟空的緊箍咒，把人束縛住無法伸展，排寒之後，腎陽慢慢提升，整個機能上來，讓人感到自然舒展開來，猶如大地回春。

一位六十多歲太太，實行排寒一年，並未吃藥，但原先滿頭白髮現在有三分之二黑回來。她開過刀，很會流汗，以前總是滿頭汗，衣服濕了直接對風扇吹乾。排寒保暖以後，衣服濕了就換，頭髮濕了用吹風機吹乾。排寒兩個月後，全身皮膚紅腫，痛癢如針刺，以煮過薑酒水為基底，用薑片刮，以此止癢、活絡氣血，或是拍打、吹風機吹。整整堅持了五個月，終於見到成果，這是中醫排寒保暖的作法。西醫一般給你冰敷、吹冷氣，症狀暫時壓下來，可是寒氣永遠排不出去。

光是排寒保暖，不需吃藥就能讓身心舒暢，為什麼不做呢？沒走過這條路，身體永遠不會好，就算醫師開的藥你照吃也沒用，不排寒氣，不能解縛，無法恢復原來的生機。

圖1 強腎壯腰穴位

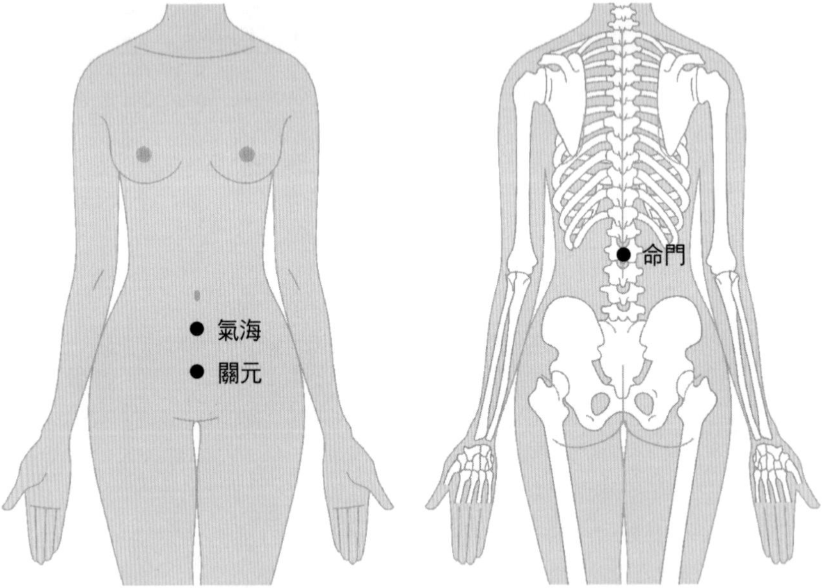

氣海穴：肚臍下方1.5寸（2橫指寬）處。

關元穴：肚臍下方3寸（4橫指寬）處。

命門穴：背部第二腰椎下凹陷處。

圖2 上背要穴

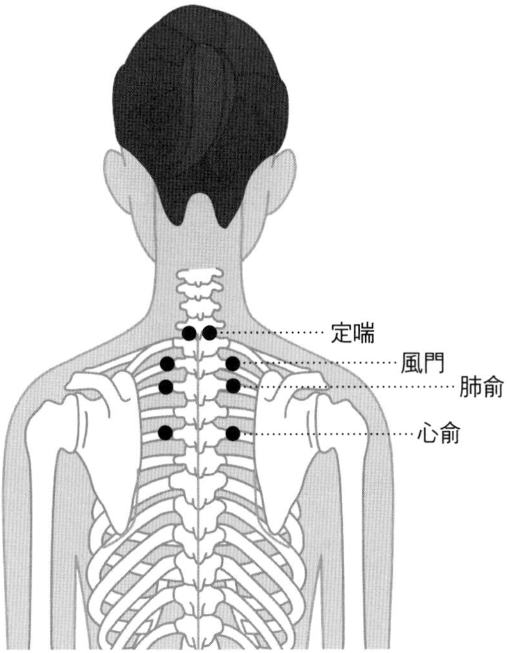

定喘穴：背部第七頸椎棘突下，大椎穴左右旁開0.5寸（半個指節長）處。

風門穴：第二胸椎兩側約1.5寸（2橫指寬）處。

肺俞穴：第三胸椎左右兩側，各約1.5寸（2橫指寬）處。

心俞穴：第五胸椎左右兩側，各約1.5寸（2橫指寬）處。

【排寒食療方】

杜仲核桃肉桂奶（粥）

杜仲核桃肉桂奶，基本上以杜仲熬湯當基底；全粒核桃打成粉狀，或輾成粗顆粒亦可。核桃形狀像人腦，補腦也補腎，中醫觀點說腎氣通腦，腦的運作由腎氣主導。核桃本身性溫，溫肺平喘，強腎固腰。核桃不要一次吃半斤，任何東西過猶不及，因為核桃是溫潤的食材，吃多了可能拉肚子。

購買肉桂時要聞一下，有的加化學香精，氣味嗆鼻。肉桂能溫腎陽，好的肉桂味道清香，有帶動的功能，量不用多，一點點就好，若不喜歡肉桂也可以不加。純粹杜仲加核桃也可以。

買最便宜的粗肉桂片相對安全，比較不會作假，沒必要買店家特別推薦的昂貴肉桂。

杜仲本身可以提拉體氣，利腰臍間血，對下盤血液循環很有幫助。想加強腰腎的功能就熬得濃一點，如果一般保養就不需太多。

3 手術前後、虛弱疲憊者的排寒保暖

「心腎陽氣」不只關乎體氣，也是一般手術前後調理與注意事項的核心關鍵。病人的陽氣如果不夠，撐不過手術過程中的耗損。腎為先天之本，生活型態的改變、工作奔波的操勞、疾病衰老的損耗，在在成為致病根源，但一般治標（病）不治本（體氣）的方式，不僅無法藥到病除恢復健康，甚至可能因為壓抑病情，導致關鍵時刻兵敗如山倒。

不論日常養生、預防疾病、準備開刀，排寒保暖「一」以貫之。在各種花俏治療當道的年代裡，懂得善用極簡的「排寒」與「保暖」，才是回歸自然的王道。

術前養氣血拉體氣／帶病延年

手術前，要明白手術風險自負，豈能聽一家言？盤點手上的資源（時間、人力、財力、物力、知識、人脈），多找幾位醫師諮詢，盡人事後，靜心問吉凶。平常多了解各類醫學，以免病來亂投醫。老虛弱那堪手術耗損，術前無論如何先養氣血拉體氣。若非急迫性，何妨帶病延年？不求完美，只取自己的「平衡態」，就算藥不離身，活著就有希望。平時要有「存健康本錢」的觀念，具備足夠知識，遭遇緊急狀況時，有值得信任的諮詢者、可以討論病情的貴人。

而在動刀前，得先思考那些事呢？首先，**排假期去開刀的概念，是非常短視的作法**。健康是長期投資的要事，難道只是排個假去開刀，身體就能完全好？開刀有很多種，從中醫角度看，有些傷說不定不用開刀，把筋鬆一鬆、寒氣排一排，骨頭正位就好了。一般可能認為開刀最快，但不知道的是，開刀需要影像學檢查（X光、核磁共振、正子掃描等）、吞顯影劑、打麻醉、吃藥，暴露風險度較高，意外

「過敏」案例屢見不鮮，只是一般人沒有注意。

如果不是很急迫、無致命危險，只要還有幾個月、半年的時間，何必急於一時？何況並不是一開完刀就完全治癒。如果還來得及，多問幾位醫生的建議再做決定。

開刀，特別是傳統手術的過程，開膛剖腹，寒氣灌入體內，傷害長遠。以傳統中醫來講，開刀斷了經絡、傷氣、傷血，所以並不是一般想的這麼簡單。年輕人身強氣壯，或許復原快；如果是年長或長期疲勞、本來就有慢性疾病的人，很可能後患無窮。所以，如果不是非開不可，不妨帶病延年，與疾病和平共處。

男性廿四歲、女性廿一歲，腎氣發展到達極致，之後緩慢走下坡。尤其到了一定年紀，經歷長期的生活奔波，身心耗損，我們或許必須降低對肉體的要求標準，保持「堪用、不惡化、還能活著」，這樣就很好啦。

不動手術可以為自己爭取空間，尋求其他醫療的協助，例如，我治療筋骨痠痛的病人，除了吃藥，從裡解決之外，還可以用外治法：撥筋、拍打、熱敷、溫灸，把緊繃的肌肉鬆開。氣滯血瘀的地方，是寒氣結聚部位，把肌肉鬆開，身體就舒服了。氣滯血瘀日久，可能變成慢性發炎狀態；再久一點，氣血完全不通、優養化，會變成所謂的「癌症」。我們不要求完美，取一個「平衡態」就好。

何謂「平衡態」？第一名模林志玲總是維持挺拔優美的體態，那是她的平衡態；老母親辛苦多年，生養很多孩子，骨質疏鬆，體氣不足，骨鈣流失，開始駝背，可她還活得好好的，每天依然可以工作，那是她的平衡態，並不是硬把彎曲的背扳直才是好的。

一位醫師分享，有個人走路步態不對，依經驗判斷疑似有腦部病變，於是請他趕快去醫院檢查。一檢查馬上確診為腦瘤，旋即開刀，三天後便過世。

我想，如果不開刀，即使病人行動不便，步態不美觀，但人還活著，也能與家人共享天倫，不開刀或許會是更理想的選擇。

不開刀是為自己爭取時間，提前做準備，用上所有的方法，養好身體。生活和觀念也要改變，不能像以前一樣生冷不忌、熬夜消耗等等，生活方式要徹底改變。

當我們預備接受一個大手術之前，應該先做評估、盤點。如果你長期浸淫中醫，這方面的認識會比較深刻，這也是你的資源。比如說骨折，只要不是粉碎性骨折，都可以正骨復位。按照中醫的古法，完全可以處理。可是，你一時找不到能夠幫忙正骨的師傅，只得接受西醫的治療，有時候這是無奈的選擇。

「時間」是指療養的時間。很多人說沒辦法，我經濟負擔很重，趕快開刀就可以趕快工作。可是，開刀只會讓身體更弱、體氣差，還可能有後續併發症，造成惡性循環。

對於認同排寒保暖的人，我對術前的具體建議是養氣血、拉體氣。如果實在沒有空，最快的方法就是吃調養氣血的中藥，趕快把體氣拉上來，讓自己保有一點能量，可以承受手術過程的耗損。有的人連睡覺都沒時間，開刀前，至少讓自己好好睡幾天覺、吃幾餐飯。

醫生在術前都會告知手術的風險、致死率有多高，假如說有九十五％的人沒問題，大家一聽就很放心，殊不知那五％的機率有可能降臨自己身上。這個致死率的評估計算，或許是全年齡的，並沒有分齡範圍，也沒有分型。但年齡是個因素，年紀大就是風險；有些人則有慢性病史等，而疲勞之人也是高風險族群。

術後保養

手術成功，人卻走了？術後存活的關鍵繫乎體氣，尤其心腎陽氣。體氣旺會發燒排寒，衰則感染、中風……兵敗如山倒。點滴、輸血、針劑俱寒涼，撐得過，日後要緩緩排寒。

我在第二本書《情緒排寒》寫到「心腎軸」，心腎軸轉圜無力，陽氣沒辦法運轉，心臟功能就垮了。動手術前服藥提拉體氣，撐過手術過程的凶險，卻沒有足夠的能量，讓病人繼續恢復健康。醫院除了空調的冷，還有點滴、輸血、針劑都寒涼冰冷，打到血管裡，體溫會一直下降，造成心跳減緩，身體陽氣慢慢耗散。

這又回到保暖排寒理論，平常保暖的人體溫較一般略高，排寒時體溫也會略微上升。當我們打點滴等針劑，或是吹很強的冷氣時，身體會格外不舒服，反應特別強烈。

平常要有正確觀念，人生一開始建立正確觀念，後面的路就很好走，也省掉很多折騰。當你把身體折騰到一個地步再來談排寒保暖，已經慢了很多，只能事後補救，但是能補救到什麼程度很難說。

長者跟年輕人的積寒都會造成正氣不足，只是結果不一樣，有輕重程度之分。老人家的胖，是本身寒氣重、代謝差、循環不好，身上囤積難以代謝的能量；年輕人的胖，也是寒氣，寒瘀久了化熱，還夾雜了慢性發炎的狀態，但肌肉還很結實。老人家的胖，肌肉都鬆弛了，脾腎陽虛還夾「痰瘀」；「痰瘀」就是水濕，很多人開刀，特別是老人家開完刀住院需要抽痰，因為太寒太虛，無力排濕。西醫沒有「扶陽」的概念，中醫可以扶正氣，我們處理很多疾病時，根本不需要處理疾病本身，把正氣扶上來，那些症狀就消失了。

手術住院期間，比較方便使用的是暖暖包，放在上背要穴，腳底也可以放一個，務必把體氣守住（切記千萬不要燙到）。儘量不要吃生冷寒涼，一般人探病喜歡帶水果，這個千萬不可，尤其老人家。

出院回家後好好調理，遵十二字箴言，將住院治療過程中累積的寒氣，透過每日常規泡腳，微發汗，保暖，穿暖，做好溫敷，緩緩排寒。虛弱的人，發汗不能過度，所以我一直強調「微汗」。慢慢的排寒，不要一下子流汗過多，建議配合喝杜仲肉桂茶、米油，溫養下焦腎陽之氣，好讓心火溫煦之，心腎軸就可以帶起來，可強化排寒保暖的能量。

很多人一聽要補氣，那就來吃黃耆吧！黃耆可顧護表氣，但是可能無法發汗，妨礙排寒。我們從溫養下焦開始調養，才是根本。

【排寒食療方】

杜仲肉桂茶、皇帝豆紅棗粥

杜仲肉桂茶以杜仲為主，「杜仲五、肉桂一」的比例，熬煮之後慢慢喝，或者當藥膳湯底。

「皇帝豆紅棗粥」的皇帝豆是豆中之王，蛋白質、脂肪含量高。剛開完刀要修復身體，蛋白質很重要，強烈推薦皇帝豆。新鮮的皇帝豆打成泥，熬成濃湯，也可以加一點切碎的紅棗，與皇帝豆一起熬粥。

4 小兒的排寒保暖

小兒生理特質陽旺、生機蓬勃，若未經壓制誤治，各種症狀旋起旋消。有一說是孩子本不怕冷，所以看到孩子穿很多衣服，會笑說這是「阿嬤覺得冷」。在排寒保暖的基礎下，到底什麼是冷、什麼是熱？冷熱其實滿主觀的，要保持陽氣不衰、生機蓬勃的話，就要不讓體溫下降，也就是顧好火苗。說孩子屁股三把火，是指陽氣很旺，但這不代表就能隨便冰冷相加，讓陽氣弱化掉。

錯誤生養方式傷陽，小孩就是要比大人多穿一件

照顧者不明寒害可怕，造成現在的小兒一出生就受寒。古人產房內要燒火爐，現代產房卻冷得像冰庫，出生前後少說十多度的溫差。如果寶寶體氣好、陽氣夠

旺，之後會自行排寒，所以新生兒常會有皮膚問題，頭上長亂七八糟的疙瘩，還可能尿布疹、便血，那都是排寒，但是很多人不懂，見到尿布疹就趕緊打開尿布通風，可我們建中堂寶寶從來沒有尿布疹這回事，換尿布時旁邊還要放電暖器呢。

以下來看臉友的分享：

【案例1】

西醫都說小孩體溫較高、怕熱，要比大人少穿一件，醫院的衛教都說小孩手腳本就冰涼、小孩怕熱……我孕期為了寶寶，去上褓母課，也是這麼教！兒子十月底出生，小兒科醫師說寶寶一直睡不吃奶，就再脫一件，媽媽也少穿一件。但脫到剩尿片，還是只睡不吃，我也頻頻石頭奶，他們依舊只會重複這套說詞，並說我脫水的寶寶生長遲緩。

【案例2】

兒子滿月前，我都覺得他手腳不暖（不會冰冷，就是不暖），想不出來為什麼會這樣。從月子中心回來後，我媽叫我多給他穿一點，當天就暖起來了，回家後沒紅屁股過，手腳也都暖乎乎。現在好多小孩一牽手都冰涼，比我這個三寶身體阿姨的手還涼，真的很慘。認識李醫師前我也覺得那些阿嬤很誇張，甚至受尿片廣告影響，認為小孩光溜溜只包尿片也沒啥。我養孩子第一年地獄般的生活，都是自找的。小時候聽外婆說小孩子要比大人多穿一件，避免著涼，都覺得是虐待，現在看來真的是我不懂事啊！

【案例3】

我家七十多歲老媽媽，覺得孩子夏天就是要流汗，只是流了汗要趕緊擦乾、換衣服（我家女兒一天換好幾套），我媽經手帶過的小孩都沒有紅屁屁或長疹子，每個都頭好壯壯，偶爾被蚊子叮個包，也很快消腫。公園附近小孩很多，阿嬤帶的通常穿比較多，起風時還說「會冷喔！我們回去加衣服」；那種給小孩穿短袖短褲的都是年輕媽媽，這跟醫院和月子中心的衛教應該脫不了關係。

保暖維持旺火不衰，小孩不會出大問題

「建中堂寶寶」是指建中堂的媽媽們，遵從「排寒保暖」方法照顧自己和肚子裡的胎兒、出生的嬰兒。從媽媽還未受孕開始打基礎，母體的底子調好了才受孕、生產，所以孩子的體氣特別足，跟一出生就得住加護病房的小孩不一樣。「建中堂寶寶」一出生也會出疹子等，有各種排寒反應，或者出很多汗，我們講「有一分寒氣，就有一分蒸汗」，這是排寒第一定理。

「建中堂寶寶」陽氣旺，能量非常強，問題一出現，即使有症狀，也會很快走完流程，不管是睡不好、比較番、發燒還是出疹子，反應快速而且明確，我們都可以追索出原因。按照我們這一套來養孩子非常容易，因為你完全可以看出，有任何異狀就是寒氣，沒有別的。只要維持那盆火的「旺」，小孩不會有大問題。

以下是臉友分享的心路歷程：

【案例1】

寶寶容易出痱子，其實是因為體內濕氣寒氣太多，應該要繼續穿暖，讓他出汗，並且勤換衣服，而不是把寶寶的衣服剝光或吹冷氣喔～

我的孩子從出生後，幾乎都穿長褲、長袖、襪子和貼身薄肚圍，只有三伏天正午時候，會穿一下短袖（但只有上半身換短袖，其他照舊），幾乎沒露過膝蓋，也從沒光過腳丫，貼身肚圍也沒離身過。如果外出，一定戴帽子，另外會看天氣加一件外套。搭交通工具、進冷氣房，會幫他穿厚一點的外套。若都是在大太陽下活動，就穿件薄外套或背心。

他至今只有出生頭幾個月，排寒出疹子；但整個夏天，從沒長過痱子，連尿布疹也沒有。唯一幾次屁股微微發紅，就是當天出外吹到冷氣或吹風受寒。而且他的汗不會臭，只要一汗臭、屁屁一紅，我就知道有寒氣；此時馬上泡澡、穿多點睡，發個汗隔天就好了，所以小孩的穿著真的很重要！

【案例2】

我原本也是無知的新手媽媽，覺得孩子臉上長了很多小紅疹子就是熱，滿月後回家，只給他穿紗布衣跟尿布。後來我媽媽說小孩腳不能光光，要我給 baby 套長褲，我都還覺得太熱而生氣。從李醫師這邊知道這道理後，幸好那時有聽媽媽言，不然還要讓 baby 受涼受苦多久呢。小孩排寒真的很快，只要好好耙文，遵守醫師反覆叮嚀的細節，十二字箴言、不吹冷氣、泡腳泡澡、穿暖……寒氣就會一整個嘩啦啦的出來。一開始的確會比較多狀況，家長會比較累一點，但只要撐過去，排得差不多之後，後面就會超好帶！

皮膚白皙與否，與寒氣盛衰有關

一位媽媽對我說，女兒剛出生時皮膚超白，後來打了疫苗、住院寒氣入體，現在比哥哥黑，哥哥則是持續排寒越來越白，希望妹妹可以恢復以前的白皙。媽媽很貪心，想要小孩健康又白又漂亮。

另一位媽媽則說，女兒拼命冒汗，身體已經從出生時的黑嚕嚕，開始慢慢白回去，現在手和腳是不同色，先生終於相信妹妹不是天生黑肉底，是出生時在產房及加護病房受的寒氣。

皮膚白皙與否，與寒氣盛衰有關。某建中堂媽媽的一雙女兒，就是很明顯的對照組。懷姐姐時，每天至少吃六顆柳丁補充維他命C，又喝很多豆漿（每天至少一杯），想說可以讓孩子皮膚白。但是姐姐出生時皮膚超黑，黃疸還很高，喝很多奶卻消化不好，肉也是軟趴趴，非常怕熱，夏天廿四小時開冷氣，仍在流汗。媽媽接觸中醫後才出生的妹妹，就是建中堂寶寶，沒有黃疸，頭好壯壯、皮膚好白、脾氣好，而且肉也結實。母乳比起上一胎多了一倍，哺餵得很順利。懷妹妹過程中很注意保暖防寒，發現妹妹在月子中心吹冷氣，每天都有眼屎、也都打噴嚏，很敏感。結果反而還被說，妹妹的身體不好。不過爸媽自己很清楚，那是因為妹妹體氣好，對寒氣敏感，很快就能排出。

小兒排寒速度快，邪氣常從眼出

病人說女兒出月子中心沒多久滿臉疹子，呼吸也很大聲，雖然覺得不打緊，還是帶她去看中醫，吃藥開始出現好多眼屎，每天睫毛都亂黏一團。後來繼續調理，很快就好了，才知道眼屎也可能是正在排寒啊！

觀念正確就不會走錯路。不論是輕淺的風寒表邪，或是積年的寒鬱藥害，治理原則皆是：

1.提拉體氣。

2.配合體質用藥，逐邪出表。

3.等待病程走完，讓身體自行處理，不急著撲滅症狀。

一般人只看到表象的「紅腫熱痛」，就以為是發炎，豈知消炎藥一用下去，立即抑遏欲發的邪氣，表面看來是好了，卻從此鬱積而為沉痾。凡身上所有的紅腫熱痛（尤其體表），皆是邪氣欲透發出表的最後掙扎，在那個欲出不出的決戰點，關鍵在體氣，若氣足就轉得動，氣不足就易淤而為患，真的淪為「發炎狀態」。此時只好先行處理這個淤結，消散後，後路才能續通。

我的小病人吃了一點感冒中藥及提拉體氣的藥，常可見排出許多眼屎，這不是發炎，而是排寒。小孩比大人更易從眼睛排寒，那些排出的代謝物，是眼睛老化的元凶，能排出是萬幸。

小兒為何經常邪從眼出？風寒從口鼻出是正道，其他七竅與皮膚皆是排寒管道，邪氣賁張時，全身熱臟如充滿氣的球，此際邪氣欲得管道出而不得，將出未出之時，經常可見眼紅腫脹赤，或痛或不痛（其他器官或部位亦可見，如耳痛、頭痛等）。若蓄積能量足夠發起燒來，那個膨脹即可立時消解，全身熱能轉而燃燒，燃燒至某個層次，風寒邪氣漸次消融，機體也就逐步降溫解壓。整個人體運作機制大抵奠基於物理原理，從物理而生理而病理，豈難解哉？

【排寒問診錄】

尿布疹就是要排寒保暖

Q：在婦產科剛生完，都會建議嬰兒室溫度保持廿五到廿六度。四小時喝一次奶，先脫包巾，不醒脫褲子，再不醒脫尿布，喝到睡著也是這樣處理，他們還會要你把寶寶衣服脫掉喝奶呢！按照我女兒常常喝到睡的個性，應該常被脫。月子中心還會預防性的曬屁股，就是打開尿布側躺，露出肛門通風，怕紅屁股。常看到孩子扭來扭去不舒服，其實是怕冷。護理師都說廿五到廿六度是理想溫度，但我估計嬰兒室應該只有廿二到廿三度，超冷！而且有的寶寶床正上方，就是冷氣口，整夜對著吹！

半年前，女兒一歲多時，屁股嚴重異位性皮膚炎（濕疹），睡前癢到無法入睡。有中醫師判斷她是熱性體質，建議喝薏仁水，我早上煮無糖紅豆薏仁漿給她當早餐，但皮膚無任何改善。我還能為她做什麼？

A：沒有熱性體質這回事，寒氣，正是嬰兒尿布疹原凶，尿布疹以及其他各式疹子都是陽旺，以致有能力外排寒氣所致。薏仁漿很寒，不能長期這樣吃；設法發汗、吹風機吹，這是最基本的。

建中堂媽媽說，有時不想中斷孩子的睡眠，夜奶餵了就繼續讓孩子睡，最長一次整整十二小時，完全沒有紅屁股。事實上，要求月子中心別曬屁股以來，紅屁股就掰掰了。有時睡死了，十幾小時未換尿布，也沒問題。

以下是臉友分享，只要保暖，尿布疹就會改善。

女兒出生後在坐月子中心受寒，一天拉十幾次大便，又長尿布疹，所以連尿布都不包地曬屁股，但也沒有好轉！硬帶回家注意保暖，至今快兩歲從未再發。現在有許多父母都用濕紙巾擦寶寶的屁股，其實這也不太好，寧願多費力用溫熱水擦洗，也勝過用冷冷的紙巾擦拭！

/附錄/

流感與疫毒防治特輯

冰寒導致體氣低落，這才是感染的溫床，
對抗所有的病毒，排寒保暖是主軸，
體氣強弱是存活關鍵。

總論

大區域的傳染疾病，乃是世代性產物，先醫巢元方《諸病源候論・溫病候》曾謂：「此病皆因歲時失和，溫涼失節，人感乖戾之氣而生；病則氣轉相染易，乃至滅門，延及外人。」不同世代的人面對不同情境，產生變異的疫情。所以，很難有特定的疫苗，可以全面阻絕。

而感染與否，並不一定在於是否有病原。我們不必然處在零感染、無菌的環境，而是應該具備、加強與各種病原共存的能力。因為不可知的病原可能在身體最脆弱的部位，亦即「抵抗力最差之處」引爆。

1 正氣存內，邪不可干——體氣強弱是存活關鍵

戰爭、疫病甚至天災，等同國力、民族盛衰力之篩檢，經過災變、疫疾，能量耗損之後，國力強盛、體質強旺者存活。《內經》所謂「正氣存內，邪不可干」，只要基本體質良好，內在機能運作正常，無論外來惡毒邪氣多麼強勁，亦無為患空間。中醫處理疾病的概念，因時因人因地而異，不同的人染患相同疫症，其承受力、病邪表現方式，雖有共性，亦有個別差異，這個別差異是存活關鍵，完全繫乎體氣強弱。

寒氣重者、**疲極之人易染患**。何以發病多在歲末冬寒，一則肺惡寒，若本身寒重，邪氣易侵；加之積勞，正氣已衰，加重染患機會。所以儘量休息，當日疲勞

（包括寒氣）當日清除。

病毒只往寒涼處蹿聚，這些陽光照不到的陰濕之地，垃圾淤滯堆積，氣血無力推動，才是致病主因；只打掃末端，拼命在下游噴灑消毒劑，才真會促命哪！面對流感、新冠肺炎大流行都應作如是觀。

冰寒導致體氣低落，這才是感染的溫床，對抗所有的病毒，排寒保暖是主軸，體氣強弱是存活關鍵。

2 對治方法——排寒保暖是主軸

保健：溫養中焦脾胃、固護心腎陽氣

自中醫的觀點看，寒氣進犯人體，是一層一層由表而裡，並不會一下子進到內部臟腑。一開始在表，病毒由口鼻入，可以是吃進去的，所以會有一些中焦症狀，像是噁心、嘔吐、腹瀉等常見的消化道疾病，因為這很常見，自然會往吃壞肚子之類的方向想。

毒邪先傷肺胃，皆由口鼻而入，故飲食有節，乃是防疫先招。冰冷易使人體機能低下，脾土先傷，毒邪有隙可乘；熱補、炸烤則易引動內伏之毒邪，或使外邪閉鬱，不得疏通。

理論上，第一層的守衛士兵抵抗不了，才會進到第二層，可是當你寒氣重，甚至還吃生冷水果、喝冰飲，造成脾胃虛寒，病毒邪氣就直接進犯中焦。營衛之氣靠

自身的脾胃養，脾胃中焦腐熟水穀，最忌寒涼，脾胃健康，營衛之氣就健康，這是第一關卡。

病毒來勢洶洶，要抵抗外來病邪，必須集中能量，護住脾胃。脾胃不顧好，身體還得耗費額外的能量去除寒濕。護住脾胃就是護住營衛之氣，絕對不能讓脾胃冷掉、功能弱化。遵十二字箴言，一定要吃熱食，不吃任何冰寒生冷生痰之物，否則必須耗費額外熱能來運化。**防疫時期特別忌食水果、蛋糕、甜食、牛奶，這些都是生濕助痰之物**。有些資訊推薦喝金銀花、板藍根等等中藥茶可助抗疫，在此鄭重聲明：不要濫清，老實保暖比較實在，莫要傷了正氣；陽氣／正氣幫襯「營衛之氣」，營衛之氣首先要靠脾胃調養。這才是重中之重。

流感病毒乃屬疫癘之邪，由口鼻而入，上焦先受。中醫認為，風為百病之長，外感常導致疫邪有可乘之隙，因此，**保暖乃為避疫的先決條件**。虛邪賊風不分四時，作勞流汗，必須趕緊擦乾，否則風邪易由表（皮膚）而入。進出冷氣場所，尤其要注意溫差變化，應採洋蔥式穿著，隨時加減。顧護陽氣，讓身體處在相對安全的情境下，避免不必要的損耗，此是避疫的前提。

在全身保暖之際，宜特別注意足部溫度，因其處血管末梢，皮下脂肪較薄，萬一受邪，會反射性的引起鼻黏膜血管收縮，以致外邪入侵。不妨在晚間用溫熱水濯足，亦有助眠之功。

疾症初起：開鬼門，無論如何要發汗

疾症初期，不管是流感甚至是新冠肺炎，因為是呼吸道（上焦）問題，中醫採取「開鬼門」的作法，意思是讓邪氣從毛細孔排出，就是「發汗法」。用這個方式來宣發肺氣，在還沒看醫生之前，是最簡單直接而有效的自救手段，無論如何都要設法發汗！吃進去的內熱源、使用工具輔助的外熱源（發汗、泡腳、泡澡、吹風機、暖暖包、熱敷墊都可視狀況交叉運用），各種能夠升溫加熱的方法都可嘗試。若能保暖、出汗、流鼻水，逼出肺的邪氣，即可截病於早期，不使邪氣內傳。

新冠肺炎初期，大量發汗，邪不傳裡，嗅覺恢復

臉友的好友是墨西哥人，去土耳其旅遊回來後確診。當地對新冠肺炎輕症患者都採取在家自主隔離，臉友記錄好友的病程與病況大約如下：

- 三月四日～三月十六日：到墨西哥、法國、土耳其旅遊。
- 三月十六日：開始居家隔離十四天，服用 paracetamol❶，無明顯症狀，背痛、頭暈。
- 三月十七日：舌苔白，開始早晚泡腳，下午敷電毯、吃薑粉，食物以鹹粥為主。
- 三月十九日：自己擅服大量薑粉，加上泡腳，汗流不止。
- 三月廿日：白色舌苔消失。
- 三月廿日：接受新冠肺炎檢測（三月廿五日，通知確診）。
- 三月十六日～三月廿五日：體溫在卅五到卅七度遊走。
- 三月廿六日：身體感覺良好，背痛、頭暈症狀消失，停吃 paracetamol。

・三月廿七日：體溫卅六度，舌頭粉紅色，身體感覺良好，但開始腹瀉。
・三月廿七日～三月廿九日：腹瀉（黑便），鼻涕和痰，但身體各方面感覺良好。
・三月卅日：無腹瀉（居家隔離滿十四天）。
・三月卅一日：重新檢測新冠肺炎，四天後報告結果呈陰性。
這位墨西哥婦女有哮喘宿疾，可是三月中到下旬之間，每天泡腳流汗，並未出現呼吸困難症狀。她已喪失嗅覺多年，從十幾年前就不辨氣味，這次認真排寒發汗，竟然恢復嗅覺！
同樣是輕症，有的人用一點食療方就過了，有的卻急速惡化，就看本身的體氣如何。體氣是決勝的關鍵，體氣歸根結柢就是「排寒保暖」，這是日積月累的成果。不管看似多麼凶險的狀況，保持情緒穩定、身體溫暖，存活率一定比別人高！

❶ paracetamol，乙醯胺酚，是類似普拿疼之類藥物。墨西哥當地開給輕症患者的藥物就是 paracetamol，與服用大量維生素C。

【避瘟小錦囊】

如何設法發汗？

1.養胃氣，可用薑片／薑粉煮粥，提升胃氣，讓身體有發汗的本錢。廚房裡的胡椒、花椒、肉桂，都可配合煮成粥來吃。冷凍庫常備有幾包煮熟米飯，可隨時下鍋熬成粥。薑、蔥白發汗，大汗或發燒後放紅棗、山藥養護津液。

2.家裡的吹風機，全身都可吹。頭痛發熱，吹頭後項及大椎穴。

3.鹽炒熱用布包起來，熨貼肚腹、上背要穴（參見第二三一頁），溫熱脊椎兩旁。

4.循著經絡按摩，特別是「肺經」，累積在皮表的寒氣經常塞滿整條經絡呈顆粒狀，要把底下的顆粒按化按碎按鬆。拍打、刮痧、吹風機，沿著經絡按摩、加熱都可以，運用家裡現有的東西幫助自己。

恐懼加重病情，是比病毒更可怕的寒氣

會發生大規模傳染性疾病，可以說是共業，是大家要共同承擔、面對的問題，也是一種集體意識的投射、身心撕裂的大考驗。透過這樣的試鍊，適者生存，這也是自然界的一種篩檢，很嚴酷也很真實，人是自然界的一份子，並不比其他物種高級。

恐懼是比病毒更可怕的寒氣，面對這種大災大難，我們怎麼去應對？這跟體質的養成一樣，是長期累積起來，不是一、二天可速成。平常就要有一些心靈上壓艙底的存糧，例如王維的詩，意境很高，天人合一，或者任何正信宗教。總而言之，必定要有一些壓艙底的信念，才能不憂不懼，在面對問題的時候就只是處理問題，不要攙和恐懼、害怕的情緒糾結，因為這樣會影響我們的判斷力。人一恐懼害怕，神經、血管收縮，其實也是一種寒氣。

媒體有太多資訊和畫面，成天播放讓人驚恐，建議每天早晚留時間給自己，十至十五分鐘，長一點的話半小時，跟自己相處，安靜下來，觀照自己，放掉意識，

專注在呼吸。還有站樁，提拉自己的腎氣，讓思緒放空。最快的方法就是讓自己動一動，甩手甩腳、轉胯、拍打、殭屍跳，或到陽台頂樓曬曬太陽，很快就心開意暢。

面對大疫，先穩住自己。大規模流行疾症是生命力強弱的篩檢機制，汰弱留強，雖殘酷卻也合乎自然法則。眼下就是盡己之能，不驚不懼，保持心情平靜，勿隨流言起舞，按照我們說的排寒保暖，把自體能力提升起來。要不要活，自己有絕對的決定權，信念很重要！

特輯1

流感防治

天氣酷寒和疲勞，都會讓人體氣衰弱。

夏天、秋天累積在體內的寒濕之毒未化解，

到了冬、春季節，天氣變化大，

身體能量不足以應付，就容易爆發。

1 中醫處治流感的思維

流感常見明顯頭痛、肌肉或骨節痠痛、疲倦、流鼻水、喉痛咽乾、咳嗽、反覆高燒等，可能伴隨噁心、嘔吐以及腹瀉等腸胃道症狀，最怕引起併發症，甚至導致死亡。最常見併發症有中耳炎、腦炎、肺炎、心肌炎、心包膜炎及其他嚴重之繼發性感染等。

一般認為流感容易導致併發症，這其實是以寒藥治寒症，導致變症的後果。對於棘手的流感治療，中醫的處治思維有三大特點：

1. 中醫從未有專病專方治療的概念：何況流感的變異性太大，我們以人為主體，從體氣、病機與病程的發展切入治療。

2. 正確生活方式有助於抗邪：整本《傷寒論》就是對抗流感的慘烈紀錄史，有許多誤治的醫案。當時的生活條件不寬裕，流感多發於冬天，無熱食可暖身，無厚衣可遮蔽，死亡率更高。現代生活條件迥異於往昔，可惜有個可怕的致命點就是冷氣與冷飲。現代人吹冷氣、喜食生冷瓜果、四體不勤，所以經常聽到年輕人罹患流感，未幾即傳變為心肌炎，由陽轉陰，迅速往生。

3. 截病於早期：流感病毒千變萬化，只要把握這病邪還在陽分的時機迅速表散，不使內傳，流感就不至於造成死亡。截病於早期的兩大意義在於**體氣足**，邪氣必須層層傳變，無法長驅入裡；而且**處治及時**，不等症狀全發，只要稍露病機即下痛手，不使邪氣坐大，病就不能由陽轉陰。

中醫治外感，分陰陽虛實❶、表裡（初皆在表），是誤治失治才會瘀而化熱；當然也有如SARS的暴毒，但這種狀況不多。我們很少去管什麼病毒或炎，只要護住元氣，不論腸病毒、流感、諾羅病毒……就一些基本藥，加上保暖、外治手法，大都能搞定。當然，你也必須願意付出時間，讓身體啟動自我調適的機轉。

❶ 陰陽虛實：病還在表，是為陽證，若已傳裡，則為陰證。虛實一是辨邪氣的輕重，二是辨個體之體氣強弱。

流感何以多發於冬春？

天氣酷寒（冬傷於寒，春必病溫）和疲勞（冬不藏精，春必病溫），都會讓人體氣衰弱。此外，夏天、秋天累積在體內的寒濕之毒未化解，到了冬、春季節，天氣變化大，身體能量不足以應付，就容易爆發。

中醫早已發現大氣氣溫與體溫在疾症發展中的相關性。比如《內經》言：凡病熱者，皆傷寒之類也（一般的發燒，都有風寒邪致病的前因）；人與天地相參，故五臟各以治，時感於寒，則受病，微則為咳，甚者為泄為痛（感受風寒邪氣，由皮毛入肺，輕則咳嗽，重則引發泄瀉或各處疼痛）。

中醫治療講究保持病人的體氣，比如說長者、有慢性病史的人，我們一方面解表，一方面固護元氣，讓陽氣不衰、讓心臟有能量，這是西醫沒辦法做到的。通常到了肺炎階段，是心臟的轉圜能量不夠了，所以無法排掉寒氣。必須加強心臟、脾腎的陽氣，讓它有能量排出邪毒。

2

中醫治流感的優勢

除邪務盡，無後遺症／善治者治皮毛，杜絕內傳

中醫認為治流感這類上下呼吸道的外邪之病，應儘可能治皮毛，就是用「發汗法」解表，把很深的邪氣拉出來。無論如何，第一步就是發汗，能發汗的話，至少確保邪氣不會往裡走。

一位病人告訴我，朋友十七歲的孩子，是明星學校資優班生，二月六日頭痛，七日就醫，醫生認為是流感，吃藥後稍微好轉，可是十日腸胃不適，十一日身體虛弱持續發燒，立即送大醫院急診，十二日意識不清，十三日便離世。六號到十號這五天，出現腸胃不適，在中醫角度看，這階段已由陽入太陰，從表而裡，因為身體太虛弱，病毒一路往裡走。這女孩非常用功，寒假期間準備專題報告，陽氣正旺的年紀，卻因為疲勞過度、壓力大，加上日常生活型態是冰冷飲食、短袖短褲涼鞋，

沒有保暖，也不知排寒概念，又連續使用寒涼藥物。

最關鍵的那星期，體氣虛弱的情況下，吃了西藥還發燒，這發燒表示自體陽氣尚足，試圖把邪氣排出，可是大人又給她吃退燒藥，等於身體正在抵抗外邪，你卻壓制住排寒反應，鑄下大錯。

中醫治療外感，區分虛實表裡。外感一開始在表，誤治失治才會讓它往裡走，當然也有像新冠肺炎這種疫毒，流感也是病毒，但相對緩和很多。我認為流感治不好，仍是寒涼藥壓制排寒的治療思維所導致。

「善治者治皮毛，杜絕內傳」，治皮毛不見得是小事，無論如何要先發汗，把邪氣止於皮毛層次，這思維環環相扣。一般覺得西醫快速，中醫較緩，但其實「整體施治，效果快速」。基本上，西醫是你有肺病，我就給你肺病的藥，是切割的；但中醫不是，中醫得考量整個人的狀態，肺病可能是肝、腎能量不足或過亢的問題（如木火刑金❶或腎不納氣❷），我們會把這些因素都考慮進去。流感也是，我給你增強體氣的藥，再加上解表藥，這樣一來就會排得很快，而且不會只治半套留下後遺症。

有病人小孩被西醫確診為中耳炎，在家休養，照我們排寒的方法治療，發炎自然痊癒了。可見只要提升體氣，啟動身體自我運轉功能，身體就有能力自行處理，不一定要給那些對症治療的藥，比如消炎。

提升體氣，老弱疲生存機會大

中醫治病的一大優勢，在於懂得提升體氣，這為年紀大、身體弱、長期疲勞的人大大爭取生存機會。長者最怕流感，尤其沒有適當處理，誤治比不治更糟。送到西醫院裡有空調冷氣、打冰涼的點滴等壓制療法，形同阻斷人的生路。特別是六十歲以上長者，心肝脾肺腎一路衰退。感染發病時，不給他一點能量升發陽氣，怎有能力對抗外來毒邪？

沒有給身體能量，反而還使用寒涼藥，身體根本無法支應，到最後就是全面崩

❶木火，指肝火，肝氣鬱化火，灼傷肺陰；或肝火犯肺，出現咳嗽、咯血等症。

❷腎氣虛衰，吸入之氣無法歸納於腎，以致動則氣急、呼吸喘促，症已危重。

盤。所以長者送到醫院治療之後，接著水腫、尿不出來，之後可能演變成肺積水、心肌炎、敗血症。

即使是年輕人平常也會過勞，寒氣很重，所以一得到流感，毒邪長驅直入，常常惡化成心肌炎。身體本來有很強的防護系統，倘若在表固守的防護長城沒了，毒邪就會長驅而入，很快的從陽證轉為陰證❸。

面對流感，預防保健的重點在排寒保暖，遵循十二字箴言，正確的觀念才能導向正確的治療與調理，不要風吹就倒。所有的症狀，無論耳鳴、重聽、子宮肌瘤等等，我們看的是整體治療，也就是調體質。若連排寒保暖、遵循十二字箴言都沒辦法照做，其他也就別說了。

體溫下降，界定發燒的溫度也降低？

美國史丹佛大學研究發現，人類體溫已下降〇・四度，平均體溫調整為卅六・六度。整個人類平均體溫下降，和現代社會生活型態改變，多用冰箱、冷氣，交通工具便利，不像以前的人多以走路、騎馬為主，現代人運動發汗的機會少了很多。

而體溫每下降一度，免疫力就減少三〇％以上；體溫每上升一度，免疫力可提高五～六倍，因此，**體溫跟生命能量息息相關**。二〇二〇年官方已宣布，調降發燒界定值到卅七．四度。

這對排寒族來說，有點困擾，因為我們平日做好保暖，體溫相對比一般人高。有位病人分享，全副武裝排寒保暖後，新冠肺炎疫情正緊時，某次測量溫度卅七．二度，量體溫的人不免看了她一眼，她趕緊將帽子拿下來，體溫就正常了。

年齡、體氣不同，發燒的起算也應該不同

年長者因為體氣差，燒不太起來，即使體溫卅七．五度，醫學標準認定是微燒，但是對他來說可能要得肺炎了。民眾要觀照自己身體的變化，提升體氣，不要只單單依據唯一的標準值。特別是七十歲以上長者，必須格外注意身體上的變化。

---

❸陽證、陰證，指疾病的進退消長，若病在表、病勢急迫、發炎發熱，皆屬陽證。反之，若病已傳裡，病勢纏綿，年老或久病虛弱，則轉為陰證。

【避瘟小錦囊】

中和之物杏仁茶

預防流感、新冠肺炎病毒，要溫暖中焦脾胃、固護心腎陽氣，避免冰冷寒涼、燒烤炸辣、濫補濫清，儘量吃中和之物，杏仁茶就是老少咸宜之物。

中醫治療用的是北杏，一般煮杏仁茶用的是南杏，杏仁一定要煮熟，不然會有毒性。我使用的比例是「南杏一：北杏三：白米（蓬萊米）二」。

杏仁、白米泡水後，加一公升的水或更多（自己斟酌濃稠度）一起打，濾渣以後，汁液倒在鍋裡用小火慢煮，邊煮邊攪拌。

杏仁利肺，能降肺氣。加上蓬萊米一起煮，滋潤度比較足。喝米油可顧護中焦，加上杏仁非常好。不要放糖，糖吃多了傷腎氣，吃太多糖容易變生濕熱。濾下來的渣可以做磨砂膏，全身都可使用，因為杏仁與米皆含油脂，質地滋潤，存放冷凍庫，可以慢慢使用。

老虛累族最忌寒邪直中臟腑

一位病人出國旅遊回來後，連吐好幾日。我開了簡單的方，請他們抓藥煎服，又告知一些注意事項。幾個小時後再電詢，說喝了兩次藥，已沉睡。出外不免雜食，高空飛行酷冷，有時寒侵而不自知，寒邪終在最脆弱處引爆。

因何致病，不外老虛寒鬱，其中寒氣尤其貫串居首。寒主收引，血管收緊，導致氣脈不通、不諧，壓力失衡，因而栓塞，以致引起相關臟腑的連鎖代償骨牌效應。

氣溫總在不知不覺中驟變，身體遠比我們意識到的敏感，等我們發現時，寒邪早已著身，而自己卻絲毫未察，我沒怎樣啊，沒感冒啊。是啊，你豈不知早已列屬老虛累族群，即使年輕學子，課業繁重又不知保暖，也是一整個虛累爆呀！

老虛累族群，一旦寒侵，經常不循常道，極少循序由表而裡，不見得出現一般常見的感冒症狀，或者有時症狀不明顯，反見寒邪長驅直入臟腑，傳變極為迅速。這是最難提防之處。

為了保命，寧願多留個心眼，多穿戴點衣帽，少幾口生冷，勿過勞（包括運動），冬眠請早。這些都是老生常談，卻是輕易輕忽不得。致命之處，常是那被忽略的最後一根稻草。

在震盪中，以不變的平靜心，對應多詭的外境

流感一波波，大家都經歷震幅不一的動盪，有人繁雜事多，有人勞心損財，有人全家接連生病，有人家破、甚者人亡……能否過關，端賴平日的修為，底氣足的話，自然翻轉較快。

總是有所損耗，有形無形中好似剝了層皮，那顯露的本來面目，如何處變局而能持其志毋暴其氣，知所進退，應對合宜，這才是真功夫。身處浪尖，若能紮穩馬步，隨波動上下，最不費力；兵來將擋，隨順因緣，保持心的平靜，不過度耗擲能量，你首先就已占了上風——變乃常態，我們僅能以不變的平靜之心，對應多詭的外境。

以下是兩則身處A型流感恐懼中，不同的臉友回應。

【案例1】

公司爆發大規模A流感，傳染約近廿人發病，我也是其一，症狀跟被確診者幾乎一樣。就在大家紛紛去快篩、服用抗流感藥物，病情卻仍反覆時，我依然照著李醫師的方式處理，燒到卅九．七度，我繼續加柴火讓它燒，不過也只燒了一天左右就降下來，全身不適症狀好很多，只是濃痰一直沒完沒了。怪的是，昨天洗澡時，發現排出很大一塊凝膠狀的血色分泌物，跟平常生理期的血塊不同；今天生理期提早十一天報到，腰部出現十分嚴重的痠痛點，一早起來眼睛被黃色分泌物黏住，感覺整個身體在大排寒。

慶幸的是，照您的方式走，真的可以少被西醫折磨、少走冤枉路。看其他同事一直換醫生、換藥，狀況卻時好時壞，甚至更糟，這又加強我的信心。歷經幾次排寒都是這樣走過來，無奈老公依舊不認同，每次看我不舒服，就生氣逼我去看醫生，唉～

這位臉友還在排寒，還在調整，請觀察並堅持住。流感只是威力較大的寒氣（毒邪），沒啥好擔心，照樣處置，劑量加重。我倡治未病，平時即注意養護元氣，體氣通達，寒氣易潰散，根本不必怕。只有那些經常被荼毒，體氣大虧者，防護線早已潰堤，才可能一病不起。

【案例2】

兒子五歲了，這次發燒溫度不高卻全身無力，意識昏迷，嘴唇發紫，幸未抽搐。我非常恐懼，沒燒很高就喪失意識，這超過我能接受的程度。

以我對兒子的了解，這太反常了，驗出來是A型流感，傳染力強。我爸害怕被傳染，家裡還有一歲的妹妹，為了隔離，兒子就住院了。

我很無奈，只能盡力要求少打點滴。他意識喪失這點我過不去，像上次妹妹不斷發燒抽搐，我也非常恐懼（按，之後退燒，身上出疹）。

這位媽媽始終在矛盾中進退，恐懼蓋過一切，以致亂了心神，無法平靜處置；加上不信排寒這套方法的長輩掣肘，造成如此結果。既如此則安之，不必懊悔也毋須自責，孩子出院之後，如果情況許可再做調理。孩子的狀況十足反應家長的處遇，請安下心，家長要相信自己是安全的，孩子也是，此刻即是最好的時刻。

特輯
2

新冠肺炎防治

截病於早期，不使邪氣內傳，
始終是關鍵，
若初始即努力發汗，病毒內傳機會即減。
前提是，先養足正氣，提升抗邪能力。
多一分保暖，少一分威脅，多一分存活機會。

1 傳變快速，特忌「燒烤炸辣濫補濫清」

新冠肺炎屬中醫的天行、時疫範疇，由口鼻而入，傳變迅速，死人最暴。看起來可怕，由於不一定發燒咳嗽，且潛伏期長，的確不容小覷。應對之道還是那句老話——正氣存內、邪不可干。前提是先養足正氣，提升抗邪能力。多一分保暖，少一分威脅，多一分存活機會。

因為病毒複製的關係，初期有症狀，但不見得具有感染力；或者，有感染力，但不一定有症狀，加上傳變速度太快，一下子就跑到肺部、下呼吸道，讓這個疫病很難應付。所以請大家務必牢記十二字箴言：戒「冰冷寒涼、燒烤炸辣、濫補濫清」，這裡頭的每個字在防疫上都有意義。不吃冰冷寒涼可顧護中焦脾胃，提升體氣（免疫力），**而面對新冠肺炎，尤其要戒「燒烤炸辣、濫補濫清」。燒烤炸辣會耗傷我們的津液，包束住邪氣，加重發炎狀態。**每個人的體質狀態不同，從感染到發炎，或許會一下子就讓肺臟整個發白。我們很難斷定什麼時候發生變異，所以千萬不要吃燒烤炸辣，以免助長發炎速度。而且絕對不要吃補，什麼薑母鴨、十全大補湯等等，不是這時候該吃的。因為感染者可能沒有症狀，所以不自知，這時一吃補，可能把邪氣也補進來，沒辦法讓它發散出去。

新冠肺炎是疫病，中醫學視為傳染性快速的疫毒，雖然初期有些表現很像剛染風寒的症狀，可是跟一般寒氣所致的病不太一樣。就我們治療的經驗來說，因為病位在「上焦」，以上下呼吸道為主，就其近而取之，所以發汗是最快而有效的方法。不管毒邪是細菌還是病毒，儘可能讓其從表而出。無論透過發汗，或是用解表方藥，都是如此原理。**解表發汗、十二字箴言，永遠是王道**；「截病於早期，不使邪氣內傳」，始終是關鍵，若初始即努力發汗，病毒內傳機會即減。

2 潛伏期的意義

新冠病毒潛伏期從最初七天，到十四天，又變廿四天甚至更長，為什麼它的潛伏期一直變化？事實上，很多變異性會因為每個人的體質、體能條件不同，所處環境、天候也不同，只能以推論概括說明。根據排寒理論的經驗，排寒的人寒氣少，身體處於鬆柔狀態，警報系統全面打開，對於外來的毒邪，可以有層次的迅速反應，不讓其瞬間長驅直入到內裡。而寒氣重的人，警報系統未能全面開啟，還有夙體虛、體氣不足者，反應就變得遲緩。

為何有的人潛伏期長呢？可能是身體陽氣尚足，並非處在疲勞狀態，或是警報系統未全面開啟，發病速度因此比較慢。還有年紀大體氣虛，可是並未罹患慢性疾病的人，病毒複製速度較慢，或許要到某個時間點才發病。就像某些人體內有皰疹病毒潛伏，平常沒事，直到疲勞、壓力大或者受寒的時候，才爆發出來。而接觸的病毒量也是發病與否的關鍵，病毒量些微，便不足為患。

至於一發病就暴且急的人，基本上應該是夙體虛寒重者。現代人工作與生活壓力非常大，熬夜稀鬆平常，疲勞過度，又遇到節氣變動，身體承受力比較差，這都會降低了衛外能力。還有慢性疾病患者，長期服用藥物，整體的衛外功能弱，很容易遭受病毒攻擊。

3 從傳變特點看防治因應對策

綜合諸多資料，新冠病毒遠比想像的更容易染患，無任何症狀者，感染力強，初始症狀頭痛、發燒、骨節疼痛，類似流感。病毒有傳無類，不能心存僥倖，可以想見，新冠病毒的感染很可能成為往後生活的「日常」，病毒不僅產生各種變異，且將與人類共存。還是回到原點——**體氣是面對感染時，決生死的關鍵！**

防治新冠病毒因應對策如下：

1. 保持常規作息，吃好睡好心情好，**遵十二字箴言，保暖排寒，這是基本前提。**
2. 外出請攜帶七十五％酒精隨身瓶，勤於消毒擦拭。戴帽及穿著外套作為隨身防護。
3. **口罩戴好戴滿**、**勤洗手**，外出穿戴之外衣帽子提包，不要拿到房間裡，應晾置玄關、陽台數小時。

4.不要聚眾、外食，避免開放式的自助餐。

5.到人多處（搭大眾交通工具特別要注意），回家必須泡腳、泡澡。總之，發汗是王道。

6.傳統中醫以及印度醫學都有灌洗鼻腔的自然療法。**洗手後可順便清洗鼻腔**。泡腳前取一些熱薑水或泡腳包熬煮的溫水灌鼻。儘量避免鼻腔創傷，若有傷口，塗紫雲膏或通心油都好得快。鼻咽喉為邪氣入肺的通道，所以若有油漱口習慣者，在最後一道淡鹽水漱口時，即可順便漱喉，記得不要仰頭。

7.新冠病毒影響最大的是，它從口鼻入，直接進到肺臟。強化體表固守能力，可減緩病毒入侵力道，如果在剛開始產生症狀時，即努力發汗，可截病於早期，降低病毒內傳機會。

8.「心寒」、「心涼」都用來形容心不安時發冷的感受，這時請放個暖暖包在身上保持溫暖。體溫升高，人比較有安全感，也可增強免疫力。開暖氣、開除濕機都可以，儘量讓自己保持溫暖。還要正念思考，有太陽的時候曬曬太陽，有爐火的地方靠近溫暖一下。**重點就是提升體氣，排寒保暖！**

9.自己若出現疑似症狀，且經處理後緩解，自覺狀況良好，仍有可能罹患新冠肺炎病毒。請自我隔離至少七天，避免病毒感染外傳。

【避瘟小錦囊】

避瘟方：香包／薰香／茶飲

蒼朮、乾薑、桂枝、艾葉、花椒、細辛、吳茱萸、荊芥、松枝等，打成粉末或研碎成小顆粒。

其中荊芥、桂枝、乾薑必備，其餘任幾味即可。用來泡腳盥洗沐浴，必要時也可以煮來當水喝。也可用不織布袋裝做為香包，放在胸前，類似端午節香包的概念，化濕排寒、提神醒腦。或是放布口罩裡，亦可用來焚香，或酌量泡茶飲用。

有風寒的話，喝的劑量可以重一點；若是正常狀態，大約就是每種幾克，全家一起喝，熱熱喝就會出汗。

新冠肺炎已經影響並且擴散到全球，不同的人、不同的地理氣候，其中種種變異都是中醫必須考量之處，因此開方也會不同。嚴寒的北方，跟溫暖的南方，加上人體狀況一直不斷在變動，例如熬夜幾天之後，舌苔的樣子也會跟原來不一樣，用藥上需要非常靈活，不是隨便什麼藥方每個人都適合。北方有的用經方，南方有些地方用溫病方，大抵因地因人制宜，也都有效。本書談的都是以保健、治未病為原則。

像這小小的避瘟方，主要是做香包或焚香用。若非得要喝，也可加一些到杜仲茶裡，不用天天喝，請酌量，得依照當下的個人狀態來應用，身體要有感知，藥跟飯不一樣，不能隨便亂吃。基本把它當香包、焚香用都很好。

4 肺熱如何對治？

肺為嬌臟，主皮毛，與大腸相表裡

肺是我們最主要的呼吸器官，肺的氣泡層打開，才能執行呼吸作用。中醫稱肺為「華蓋」，在五臟裡位置最高，而且經鼻直接與外界相通，很容易受傷，所以說「肺為嬌臟」。肺最怕寒氣和乾燥，喜歡溫潤。同時「肺主皮毛」，皮膚也是人體重要的呼吸器官，清解肺熱一定要透過排汗，因為皮膚是更快、更大的排泄系統，透過排汗、發汗能夠讓邪氣很快出去，不至於繼續往臟腑深入。

肺與大腸相表裡，從經絡的角度來看，肺經、大腸經相連，肺癌、大腸癌常會互相轉移，就是因為它們有著連屬關係。中醫治便秘時，用一點清肺的藥，症狀就緩解了，因為肺熱會導致大腸津液乾涸。肺熱的症狀之一就是便秘，如果舌苔很黃，你只要讓他通便，那個舌苔就退掉了。所以便秘與否是判別肺熱的標準之一。

何種狀況容易導致肺熱？

感受天氣異變、流感、瘟疫、病後、勞累、酒客菸客、悲傷之人，都是相對容易染上肺熱的族群。

肺是身體的過濾器，人體的肺循環跟心臟循環一體，肺循環攜帶缺氧血離開心臟，進入肺部進行氣體交換後，把充滿氧的血帶回心臟。所以肺功能低落的人，心臟功能也會隨之低落。有些新冠肺炎的患者會猝死，這是病毒透過肺循環立刻攻擊心臟所致。因此酒客和菸客需要特別留意，抽菸的人肺泡可能卡了濃厚的菸油，肺還剩下多少功能？如何執行過濾作用？而嗜酒者，尤其是喝啤酒，容易製造體內濕氣，鬱而化熱，形成發炎現象。中醫講木火刑金，木就是肝，晚上睡不好的人，或者喝酒過多脂肪肝、肝功能不好、肝炎的人，肺功能也會受影響。

除了酒客、菸客或者寒氣非常重的偽熱體質之外，容易出現肺熱、受病毒攻擊無力招架的族群，就是老人、小孩，以及病後虛弱的人和過勞者。另外，《情緒排寒》第二四七頁提到，肺跟悲傷的情緒最有關係，所以悲傷的人肺功能也比較差。

「肺熱」如何判定？

很多疾病在發展階段中，會出現肺熱症狀。中醫的「熱」，西醫說是發炎，所謂肺熱，症狀大致就是咳嗽，可能乾咳或者痰咳不出來，如果咳得出來可能是黃痰，或者白色的濃稠黏痰，同時還有口乾、咽痛、便秘、尿紅或很黃，身體有熱或發燒，有的伴隨喘息等症狀。舌紅，舌苔可能是薄黃或黃膩苔，基本上以黃苔為主，而且是乾的。如果舌面濕潤，就不完全是熱狀。典型的肺熱症狀是津液很少，脈很滑、很快，急促且躁動。這是肺裡頭有些積滯，導致發炎現象。

肺炎在西醫來講是細菌或病毒引起的呼吸系統疾病，可是中醫認為很多初因都是風寒造成。例如天氣異變，氣溫突然降很低，或者到溫差極大的地方出汗受風寒，很容易產生類似感冒的症狀，這純粹是風寒引起。當然也可能是流感，流感是會傳染的，再來就是瘟疫，像是這次的新冠肺炎。上述幾種原因都有可能引起肺熱症狀。

如果只是感冒初起，我們用發汗方式可以很快將它處理掉，不一定會走到肺熱的地步，除非你一直用錯方法，未能把寒氣拉出來，到最後寒鬱化熱，就出現肺炎症狀。但流感和瘟疫則比較可能發展為肺熱。

如何與排寒反應中的肺熱鑑別？

新冠肺炎肆虐，各地開始流傳名醫開出來的救世處方，或百年的好方子，讓大家吃著保養。請特別注意，這些清解的食物或藥物，有針對的階段性，例如已經到了發炎、肺熱的症狀才來吃。平常人不一定需要特別去吃，排寒的人出現這些熱症反應，也不一定適合吃清熱方。這個「熱」不能隨便清，因為重點還是要固護陽氣，才有體氣去面對外來各種邪氣。

排寒反應和肺熱需要鑑別。病人廿幾歲的孩子剛從日本回來，在自主隔離中，隔離之前曾去爬山，染了風寒，發燒咽痛、扁桃腺痛、痰黃難出、牙痛，雖然後來診斷是新冠肺炎陰性，可是她一樣出現肺熱症狀，痰很黃、喘、胸悶等都有。但我判斷她是新寒氣帶出陳寒，所以反應非常大，加上吃一些我們的藥，所以排得更兇猛。在我們的經驗裡，如果是排寒反應，它自己會過去，你就看著它，只要症狀不至於太嚴重，例如舌面上起很乾燥的紅色顆粒（熱到極點的症候），你就耐心等待，雖然看似肺熱症狀，可是它會過去，並不需吃清解的食物或藥，吃了反而阻斷排寒流程、打亂排寒步調，並不需要。

新冠肺炎發症初期也有類似感冒症狀，但它是病毒引起，跟一般感冒不同。凡是細菌性或病毒性的發炎發熱，往往降下來又會再起，變化起伏不定，不似中醫所講的太陽病。流感也會有一些起伏，但新冠肺炎的起伏更嚴重。一開始出現的呼吸道症狀可能很輕微、很表淺，看起來跟感冒沒兩樣，肺主皮毛，肺的問題還是要先發汗，這時必須抓緊時機發汗。另一個判定標準就是看呼吸難易度，我們平常呼吸很自然，不會特別意識到，如果那一天你感覺呼吸困難，變成淺呼吸、有點喘，這時候就要注意是否進入發炎前期。

以下是一位排寒臉友誠摯的分享。

我目前旅居美國，我們州最近疫情大爆炸，我這兩週出現咳嗽肺熱症狀，醫師診斷是支氣管炎，認為得新冠肺炎的機率不高。我用發汗排寒方式緩解，已無嚴重症狀，剩下咳嗽與胸悶。因為無法排除是不是新冠肺炎，我很小心處理。

我是在三月二日發燒，有呼吸道症狀，當時想說是在排寒，泡澡發汗後燒就退了，鼻塞兩天後好轉，之後開始咳嗽，並出現黃色甚至偏綠濃痰，我知道這在排肺部寒氣，便持續以排寒發汗方式處理（杜仲茶、蔥白薑粥、米油、泡腳、暖藥、溫灸、穿著保暖）。一星期後已無感冒症狀，只剩胸悶與乾咳。

乾咳與呼吸短促持續很多天，影響到上班，現在是非常時期，同事老闆都要我回家休息看醫生。不得已到診所檢查，醫生診斷是支氣管炎，開支氣管擴張劑與藥給我。西藥我自然是不吃，持續發汗排寒，讓流程走完就好。

之前曾懷疑自己是否中新冠病毒，也忐忑不安過，因為自己排寒三年多，症狀從未持續那麼久都沒改善，現在回想這次肺熱排寒有跡可循。我在二月初懷孕五週小產，元氣大傷，對沒緣的寶寶很愧疚，心情哀傷。聽廣播時，當李醫師講到悲傷情緒傷肺，我突然悲從中來大哭，釋放出壓抑的不捨、哀傷。藉此機會與寶寶道別，告訴他媽媽很愛你，抱歉沒能好好照顧你。隱約中也能感應到孩子傳遞給我的愛與諒解，他說他會好好的，別擔心，要我照顧自己。

解開心中鬱結後，咳嗽症狀有好些。目前還沒完全痊癒，仍有胸悶跟乾咳症狀，但肺熱快結束了，排便通順，舌苔也正常，就等呼吸恢復平順。請問醫師，以我現在的情形，應該不用吃清解蔬果吧，我怕吃太涼反而影響排寒。

照這樣看，這位患者只要維持體氣不衰，即可走過流程，不需用清解蔬果來解肺熱。但飲食貴在生活動態中，維持身心平衡，也並非清解之物都不能碰，端視個人處在什麼階段而定。

廚房裡的清熱幫手

基本上，搞不清狀況的食療根本無效，尤其表淺的辨證，只是處理症狀，反而誤事，一句話：絕不能濫補濫清。你可能有伏邪（新冠肺炎或流感的潛伏期，甚至只是感冒，但還沒表現出來），吃一些補的、燒烤炸辣的食物，很可能就此引發肺熱症狀，所以十二字箴言務必遵守。一位德國臉友確診為新冠肺炎輕症，輕症無法住院，只能在家自我隔離。他手上沒藥，我跟他說就用食物來調理吧！他說我們不是都不吃水果嗎？非也，這些寒涼蔬果在必要的時候，倒是可以發揮作用。雖然我們平常因為其寒濕所以不吃，可是有症狀時，它很方便取得，可以看狀況彈性應用。前提是有病求醫，實在沒法，廚房找幫手。

平常禁忌的寒涼食物，某些情況可以成為救命的筏，並非一成不變。以下舉出的清熱解毒輔助食材，有冬瓜子、萊菔子（蘿蔔）、牛蒡子、薤白（蕗蕎）、蕺菜（魚腥草）、荸薺、蘆根（蘆葦根）等，除了薤白，全屬寒涼之品，使用分量和頻率必須自己斟酌。原則就是，有呼吸道感冒症狀時先發汗，如果發汗發得很多，必須補充米油；之後，萬一出現肺熱症狀，例如口乾咽燥、胸悶、胸痛、脈很急、舌苔乾燥黃膩，甚至舌面上起顆粒，就表示熱毒已經很嚴重，可補充消炎食療。最後還是重申一句：這是在缺乏醫療資源的前提下所為，否則還請儘速求醫。

冬瓜

葫蘆科的冬瓜利水，中醫用冬瓜子，曬乾以後焙乾入藥，消炎、消腫作用佳。白色入肺，冬瓜子、蘿蔔、荸薺都是白色，用於除濕氣的薏仁也是白色。皮膚要白，可以多吃白色食物。肺主皮毛，皮膚漂亮是因為肺氣足、循環好。如果肺熱很嚴重，咳嗽痰很黃而乾，病程走得慢，痰多卻難出，我有時會用冬瓜。把冬瓜榨成汁（連子連皮更好），加點蜂蜜，回溫以後喝。一般的肺熱症狀，喝個幾次就會好很多，不必一直喝下去。但倘若是病毒性肺炎引起，或許要多喝幾次，有時甚至會吐血，就是已經化膿了，冬瓜子對這種化膿性的症狀非常有效。一般只能買到冬瓜，冬瓜子要到中藥店買。

梨

梨性味甘寒，水分非常夠，如果一燒七、八天，而且是卅九度高燒，就可以吃！榨汁以後溫服，或是搭配其他食材，比如說梨汁加上冬瓜、荸薺。

白蘿蔔

小時候扁桃腺發炎，祖母會把白蘿蔔磨成泥，然後用白色棉布裹著，像脖圍一樣敷在脖子上。這樣做雖然有效，但不是根本治療，只是讓症狀消失。因為那個發炎症狀其實是身體要排出寒氣的過程，走完這個過程，健康就會更上一層樓。可是一般人只想快快消炎，讓症狀消失，然後這個病「就好了」……那裡是好了！這樣的「對症治療」只會削弱體氣，人變得越來越弱。

舌苔燥而黃、舌面起顆粒、連燒好幾天，白蘿蔔可以榨汁服用。還有一種成方，就是白蘿蔔切片，用麥芽糖醃一晚，它會生水，就喝那個汁，可以緩解肺熱咳嗽。若非必要，排寒族基本上平常不必這樣吃。

薤白

薤白性味辛苦溫，是這個食療單元裡唯一溫性的食材，可以通心臟陽氣。薤白是蔥科，有點像珠蔥，頭比較大，清明節前可以全株都吃，清明之後就只能吃那個頭了。蔥中間是空的，通上下陽氣；而薤白處理的病位點在心肺，是非常好的藥，即使有發炎症狀都可以吃。助心臟陽氣，早點排解掉肺熱症狀。中藥有瓜蔞薤白白酒湯、瓜蔞薤白半夏湯，它開胸陽，對於心臟有問題的人，我這個藥必用，通常我開咳嗽藥也必用。台灣有人把它做成罐頭，拿來炒蛋也都可以。

魚腥草（蕺菜）

本土藥材，平常路邊都有，但是路邊採摘要慎防噴藥等汙染。新鮮的魚腥草有點腥味，對肺發炎療效極佳，曬乾了也可用，如果是鮮品，用量要更多。直接煮水喝，怕太寒涼的話，可以加少量黑糖，但不要多。春天採嫩芽包水餃、炒蛋皆可。

牛蒡子

日本人愛吃牛蒡，它是一種強壯劑，牛蒡子常常拿來治肺熱咳嗽或皮膚病、青春痘。我所開的這些食療替代藥，加一點感冒藥來治痤瘡，都很有效。

荸薺

化瘀功能極佳而且廣效，它也是白色，我們常用來入菜，做藥用就直接壓汁。荸薺可以跟梨一起壓汁食用，消炎快。

蘆根

我治肺病常用蘆根，民眾用於食療時，就當藥草煮來喝。

以上的食療解肺熱發炎，是講一般體氣還壯的狀態，老年人或病弱體虛者，除了用這些清熱解毒、消炎藥以外，還得配合提拉體氣的食材，讓身體有能量去推動。如果不知道如何快速補充體氣，可以熬米油和杜仲茶。它們都有能量，進到身體一定會帶動變化，我們要細心觀察這些變化，面對身體的變化不必恐懼，基本上只要抓緊主軸，就不會亂。

國家圖書館出版品預行編目資料

病從排寒解 2 排寒實踐與突破：20 年臨床實證，突破排寒盲點，防治疫毒流感的中醫養命方略！
/ 李璧如作 . -- 初版 . -- 臺北市：三采文化， 2020.12
面；　公分 . --（名人養生館 29）

ISBN 978-957-658-450-3（平裝）
1. 中醫 2. 養生 3. 健康法
413.21　　　　109016408

◎封面圖片提供：
Ola Tarakanova / Shutterstock.com

■有鑑於個人健康情形因年齡、性別、病史和特殊情況而異，建議您，若有任何不適，仍應諮詢專業醫師之診斷與治療建議為宜。

■注意：書中所附QR Code僅供本書搭配使用，擅自複製或移作他用者須自負一切法律責任。

suncolor 三采文化集團

名人養生館 29

病從排寒解 2：排寒實踐與突破

20 年臨床實證，突破排寒盲點，防治疫毒流感的中醫養命方略！

作者｜李璧如
副總編輯｜鄭微宣　責任編輯｜劉汝雯　文字編輯｜胡慧文
美術主編｜藍秀婷　封面設計｜李蕙雲　內頁排版｜新鑫電腦排版工作室
行銷經理｜張育珊　行銷企劃｜周傳雅

發行人｜張輝明　總編輯｜曾雅青　發行所｜三采文化股份有限公司
地址｜台北市內湖區瑞光路 513 巷 33 號 8 樓
傳訊｜TEL:8797-1234　FAX:8797-1688　網址｜www.suncolor.com.tw
郵政劃撥｜帳號：14319060　戶名：三采文化股份有限公司
初版發行｜2020 年 12 月 4 日　定價｜NT$380
2 刷｜2024 年 1 月 15 日